TRAITEMENT

DES

OVARIOTOMISÉES

CONSIDÉRATIONS PHYSIOLOGIQUES

SUR LA CASTRATION DE LA FEMME

PAR

LE Dr CH. BAILLY

PARIS

J.-B. BAILLIÈRE ET FILS,

LIBRAIRES DE L'ACADÉMIE DE MÉDECINE

19, RUE HAUTEFEUILLE, 19

1872

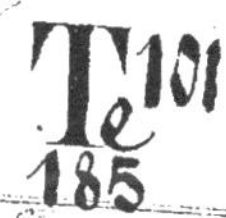

TRAITEMENT

DES

OVARIOTOMISÉES

PARIS. — IMPRIMERIE DE PILLET FILS AÎNÉ,
Rue des Grands-Augustins, 5.

TRAITEMENT

DES

OVARIOTOMISÉES

CONSIDÉRATIONS PHYSIOLOGIQUES
SUR LA CASTRATION DE LA FEMME

PAR

LE Dr CH. BAILLY

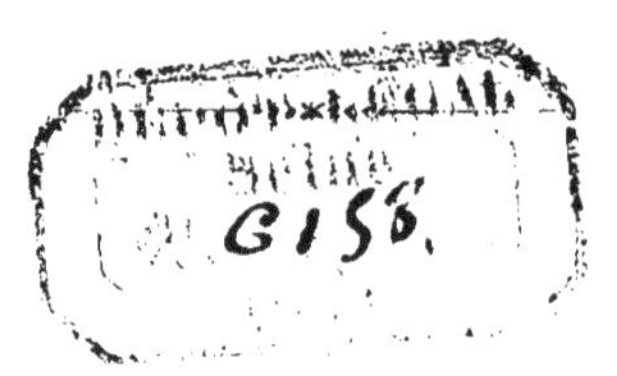

PARIS
J.-B. BAILLIÈRE ET FILS,
LIBRAIRES DE L'ACADÉMIE DE MÉDECINE
19, RUE HAUTEFEUILLE, 19

1872

AVANT-PROPOS

Depuis quatre ans, nous avons assisté, comme simple spectateur, le plus souvent comme aide, à une assez longue série d'ovariotomies pratiquées, dans les hôpitaux de Paris, en ville et en province. Nous avons eu même la bonne fortune de suivre, sans les quitter un seul instant, depuis leur opération jusqu'à leur guérison ou à leur mort, plusieurs opérées, qu'avaient confiées à nos soins, nos chers maîtres, MM. Boinet et Demarquay. Nous sommes heureux de leur rendre ici un public témoignage de notre reconnaissance pour la bienveillance et l'intérêt qu'ils n'ont cessé de nous témoigner dans le courant de nos études médicales. L'expérience acquise sous l'habile direction de nos maîtres, leurs recherches, leurs leçons, leurs ouvrages, une étude attentive des livres et des observations publiées par MM. Boinet, Péan et Kœberlé en France, Spencer Wells, Baker Brown, en Angleterre, etc., telles sont les principales sources où nous avons puisé l'inspiration de ce travail.

TRAITEMENT DES OVARIOTOMISÉES

CONSIDÉRATIONS PHYSIOLOGIQUES

SUR

LA CASTRATION DE LA FEMME

INTRODUCTION

L'ovariotomie est la gastrotomie appliquée à l'extirpation des ovaires enkystés. L'idée de cette opération, bien qu'elle remonte à une date assez reculée, ne paraît avoir pris une forme bien nette qu'à une époque voisine de la nôtre ; mais l'idée n'a pas été suivie sans peine par l'application.

L'extirpation des ovaires, repoussée en principe, dès le commencement de ce siècle, par les médecins français, trouva des partisans en Angleterre et en Amérique. Leurs succès, dans ces dernières trente années, encouragèrent les Français, et, chose singulière, les premiers convaincus ne furent pas les hommes les plus éminents, mais de simples médecins de province. L'élan une fois donné, les opérations se multiplièrent tellement, qu'à la fin l'Académie de médecine mit la question à l'ordre du jour.

L'ovariotomie y fut plutôt combattue que sérieusement discutée, et la prudente compagnie ne fut pas d'avis d'approuver les précéden'es tentatives. Néanmoins, de courageux praticiens, des professeurs célèbres, ont, par leurs succès et leurs écrits, propagé une pratique dont les résultats, loin d'être aussi désastreux qu'on l'a pensé généralement, sont au contraire tout aussi beaux, s'ils ne le sont pas davantage, que ceux des grandes opérations chirurgicales adoptées par l'art et consacrées par la science.

L'introduction de l'ovariotomie dans la pratique chirurgicale, est maintenant un fait accompli.

Les opérations ont été si nombreuses, en ces dernières années, qu'il serait extrêmement long, sinon impossible, d'en faire une statistique générale.

A Paris, certains opérateurs atteignent déjà et dépassent même le chiffre respectable de cinquante ovariotomies; à Strasbourg, M. Kœberlé fait plus que doubler ce chiffre, et en Angleterre, M. Spencer Wells les compte par centaines.

La seule statistique qui serait, à notre avis, utile et fournirait une véritable contribution à la science, serait celle qui consisterait non pas à compter les succès un mois ou deux après l'opération, mais à ranger par catégories les ovariotomisées qui ont survécu à l'opération un an, deux ans, trois ans, dix ans, etc., à indiquer les accidents qu'elles ont subis, les récidives, la cause de leur mort, etc.

Les statistiques actuelles affirment l'opération, celles dont nous parlons prouveraient jusqu'à quel point on peut attendre d'elle un réel et long bénéfice. Quatre cas que nous rapportons pourront peut-être servir un jour de point de départ à ces recherches.

Parmi les questions qui se rattachent à l'ovariotomie : étiologie des kystes de l'ovaire, symptomatologie, diagnostic, pronostic, traitements divers, l'opération de l'ovariotomie elle-même, traitement des femmes ovariotomisées, etc., les unes ont été exposées et discutées dans divers ouvrages avec tous les développements qu'elles comportent ; les autres n'ont été qu'effleurées, et au nombre de ces dernières se trouve particulièrement la question du traitement des ovariotomisées. En général, dans nos ouvrages classiques, le chapitre du traitement des opérés est trop souvent écourté, lorsqu'il n'est pas complétement passé sous silence. C'est aux travaux spéciaux, aux monographies à suppléer à cette insuffisance.

Notre intention était de toucher à tous les points de l'ovariotomie ; le temps nous manquant, nous avons pensé qu'il était plus sage d'aborder une seule face de la question ; c'était d'ailleurs celle qui nous était le plus familière.

Nous savons bien que le sujet n'est pas de nature bien transcendante, et c'est peut-être pour cela que les auteurs, tout en reconnaissant son importance, ne lui ont pas accordé l'honneur d'une attention longtemps soutenue.

Si nos éminents chirurgiens, préoccupés surtout des grands côtés de leurs opérations, en ont quelque peu laissé dans l'ombre la partie terre à terre, quoique essentielle à leur avis, nous avouons que, leur modeste élève, nous n'éprouvons ni honte ni embarras à nous emparer d'un sujet qu'ils ont dédaigné, trop heureux si nos conseils pouvaient un jour guider quelques jeunes médecins embarrassés comme nous avons pu l'être, contribuer au succès définitif d'opérations futures, et conserver ainsi à l'humanité quelques-unes de ces pauvres femmes sur qui le sort s'appesantit trop souvent d'une façon si cruelle.

Notre sujet ne comporte pas d'historique ; nous nous efforcerons d'exposer les faits le plus fidèlement possible, évitant la discussion, appuyant nos assertions sur des faits et des documents.

Les observations que nous rapportons tiendront peut-être une place trop marquée dans notre travail ; en revanche, elles pourront largement suppléer à l'insuffisance de notre exposition, car, qu'elles nous soient personnelles ou non, nous n'avons choisi que des faits intéressants et supportant les commentaires.

Nous avons ainsi divisé notre travail :

I. — *Soins chirurgicaux.*

II. — *Soins médicaux.*

III. — *Soins hygiéniques.*

IV. — *Soins moraux.*

V. — *Soins consécutifs.*

C'est en écrivant ce dernier chapitre que nous avons cru devoir ajouter à notre titre : TRAITEMENT DES OVARIOTOMISÉES, le sous-titre : *Considérations physiologiques sur la castration de la femme.*

Une seule observation fera-t-elle trouver à ce sous-titre un cachet d'ambition?

CHAPITRE PREMIER

Soins chirurgicaux.

MANUEL OPÉRATOIRE. — PANSEMENTS. — COMPLICATIONS CHIRURGICALES. — HÉMORRHAGIES. — ABCÈS. — DÉCHIRURES INTERNES ET EXTERNES. — OBSERVATIONS.

Les soins chirurgicaux, conséquence de l'opération, sont si intimement liés au manuel opératoire, que nous croyons devoir faire précéder leur étude d'un résumé rapide des divers temps de l'ovariotomie. A ce propos, le lecteur peut se demander à l'avance quelle est la méthode que nous allons décrire. Ce n'est pas une méthode, mais bien le procédé généralement employé.

Une méthode est quelque chose d'immuable ; c'est une règle invariable, un plan tracé d'avance et dont on ne s'écarte jamais. Or, il n'est pas difficile de voir qu'en ovariotomie il n'y a pas, il ne peut y avoir de méthode proprement dite. Quoi qu'on fasse, l'ovariotomie ne sera jamais une opération réglée à la manière d'une amputation. L'ouverture du ventre, la réunion des deux lèvres de la plaie, la fixation du pédicule dans l'angle inférieur de cette plaie ou son abandon dans le petit bassin, sont les seuls temps compris dans le manuel opératoire auxquels on puisse appliquer le mot méthode. Quant au reste de l'opération, quel est le chirurgien assez perspicace pour prévoir toutes les difficultés qu'il y rencontrera, et dire à l'avance comment il en triomphera?

Quelle méthode suivra-t-il alors? Celle que lui inspireront son expérience, son habileté, sa présence d'esprit, son savoir, son génie; en un mot, et plus prosaïquement, mais non moins véridiquement, il fera ce qu'il pourra.

Si l'emploi d'une suture plus ou moins compliquée, d'un trocart modifié, d'une pince hémostatique nouvelle, l'introduction d'un détail de minime importance, pouvaient constituer une méthode, nous n'en finirions, ni avec les méthodes, ni avec leurs inventeurs; car tous voudraient, par l'accouplement de ce mot magique à leur propre nom, passer à l'immortalité scientifique.

Nous le répétons donc, il n'y a pas, à proprement parler, de méthode en ovariotomie; il y a un procédé général plus ou moins modifié par les opérateurs, qui n'ont pas tous, à la vérité, le même *modus faciendi.*

Nous indiquerons rapidement ces légères modifications.

Que la malade soit étendue en long sur son lit, l'opérateur étant placé à ses côtés, qu'elle soit dans la position d'une personne qui va subir l'opération de la taille, le chirurgien étant devant elle, on commence par pratiquer une incision sur la ligne blanche. C'est le premier temps de l'opération. Le bistouri peut, du premier coup, trancher la paroi abdominale, péritoine non compris, ou la sectionner couche par couche, les vaisseaux étant liés ou tordus à mesure qu'ils sont coupés. Le péritoine est divisé sur une sonde cannelée. On donne toujours à l'incision une longueur restreinte, sauf à l'augmenter ensuite par en haut en passant à côté du nombril, suivant que le kyste a pu être plus ou moins vidé et sorti de l'abdomen.

Le second temps consiste dans la ponction de la poche ou des poches (ponction qui a pour but de ramener au minimum le volume du kyste), et dans la recherche des adhérences.

Dans un troisième temps, quelquefois de longue durée, on détruit les adhérences, soit avec le doigt, soit avec le bistouri; on lie tous les vaisseaux qui donnent du sang, sauf à laisser dans le ventre des ligatures perdues.

Le kyste rendu libre de toute adhérence et soulevé hors du ventre, on passe dans le quatrième temps à la section du pédicule préalablement saisi par un clamp et par précaution traversé par une longue aiguille et ligaturé par plusieurs doubles de gros fil. La section du pédicule est ordinairement cautérisée au fer rouge. Il arrive quelquefois que le pédicule manque, le kyste étant à peu près sessile ; le pédicule rudimentaire est alors abandonné dans le petit bassin.

Le cinquième temps comprend une chose extrêmement délicate : la toilette du péritoine.

Enfin, dans le sixième et dernier temps, on procède à l'occlusion de l'abdomen, qui se fait à l'aide de deux sutures, l'une profonde, métallique, comprenant ou non le péritoine, l'autre superficielle, ordinairement suture entortillée. Un pansement à la charpie sèche, ou au vin aromatique, ou à l'alcool, termine la scène.

Pansements. — Ils varient suivant les opérateurs. Sur la suture et le pédicule sectionné, on applique à volonté des compresses d'eau froide (glace), de la charpie sèche ou imbibée diversement d'alcool, de vin aromatique, de glycérine, de solution phéniquée, de solution de sulfate de fer, un linge cératé.

Nous avons vu M. Boinet se trouver fort bien du pansement suivant : sur toute la suture, badigeonnage de collodion ; sur le pédicule, charpie alcoolisée ; puis, par-dessus, ouate et bandage de flanelle.

Quel que soit le mode de pansement, il doit être renouvelé deux fois par jour et fait avec le plus grand soin ; une éponge imbibée d'eau alcoolisée, portée au bout d'une pince, doit étancher le moindre liquide, sanie ou pus ; la plus petite parcelle de charpie du pansement précédent sera soigneusement enlevée.

Le pédicule subit un traitement spécial : on a la coutume de le momifier chaque matin en le touchant au perchlorure de fer.

Après chaque pansement, on exerce sur le ventre, à l'aide d'un bandage de flanelle, une contention et une compression étudiées. Tous les praticiens sont unanimes à recommander cette compression. Elle a pour but : 1° de maintenir secondairement les lèvres de la plaie au contact l'une de l'autre ; 2° de contrebalancer l'influence du refoulement des intestins par le diaphragme dans les efforts de la respiration, de la toux et du vomissement ; 3° de s'opposer autant que possible au développement du volume de l'abdomen, sous l'influence d'une accumulation de gaz dans les intestins.

M. Kœberlé a préconisé une pratique, qui consiste à placer à l'angle inférieur de la plaie, à côté du pédicule, un tube de verre relié à volonté à un aspirateur. Dans les observations où il relate l'emploi de ce tube, on voit notée la sortie fréquemment renouvelée des liquides du petit bassin : sérosité excrétée par le péritoine, liquide ascitique et pus. On comprend la portée de cette pratique : suppression du liquide dans le petit bassin, suppression de la septicémie qui pourrait être la suite de la présence de ce liquide altéré.

Cette pratique, entre les mains des chirurgiens de Paris, a donné les plus fâcheux résultats : MM. Péan et Boinet ont eu plusieurs cas de péritonite mortelle, provoquée, à leur avis, par la présence de ce tube. Nous donnons plus loin, à ce sujet, une observation qui nous est personnelle. Quant à M. Péan, voici son opinion à l'égard du tube :

« Ce tube qui, dès les premiers temps qui suivent l'opération, établit une libre et permanente communication entre l'atmosphère et la cavité péritonéale, alors même qu'il n'y aurait aucune nécessité de le faire, puisqu'il peut ne pas y avoir de liquides à évacuer, et qui, lorsqu'il y en a, est incapable de le faire complétement, puisqu'il n'offre aux liquides rassemblés au fond du bassin qu'une issue dirigée de bas en haut, c'est-à-dire contre les lois de la pesanteur ; cette tige rigide qui, placée à l'angle inférieur de la plaie abdominale, au voisinage du pédicule étranglé par le clamp, peut conduire jusqu'au péritoine des suintements purulents et septiques, m'a toujours paru aussi nuisible qu'inutile. » (Péan, mémoire de 1869.)

C'est à partir du quatrième au cinquième jour qu'on commence à enlever quelques fils à ligature ; le praticien se guide pour cela sur l'état du ventre et de la plaie. La suture doit quelquefois être relâchée, quand il y a trop de météorisme ; il arrive alors qu'on est conduit à transformer une suture entortillée en une suture enchevillée (Péan).

Les fils enlevés, si l'on trouve la cicatrice trop faible encore pour être abandonnée à elle-même, on peut y suppléer par l'emploi d'une suture sèche et des badigeonnages épais de collodion.

Le clamp tombe du huitième au quinzième jour, soit spontanément, soit à la volonté du chirurgien.

Quand le pédicule est court, il peut ne pas arriver au niveau de la surface extérieure de l'abdomen ; il est alors soudé au fond de l'angle inférieur de la plaie et donne lieu à une sorte de cupule ou de second nombril.

Il est rare que pendant les premiers jours qui suivent l'ovariotomie les malades puissent uriner seules. On est obligé d'avoir recours au cathétérisme. La plupart du temps les malades accusent le besoin d'uriner et éveillent de ce côté l'attention du médecin. Il est bon de ne pas attendre que les opérées se plaignent du besoin d'uriner, car dans ce cas la vessie distendue peut modifier avec désavantage les rapports des organes du petit bassin, qu'on a tant d'intérêt à voir demeurer en place.

En général, on pratique le cathétérisme toutes les trois heures.

Au cathétérisme vésical il faut en ajouter un autre, employé plusieurs fois par M. Kœberlé ; c'est le cathétérisme stomacal pratiqué à l'aide de la sonde œsophagienne et qui sert à débarrasser l'estomac des gaz qui distendent cet organe, gênent la respiration et fatiguent les malades par des borborygmes et des éructations réitérés.

Enfin, nous avons nous-même employé le cathétérisme rectal quand les gaz, accumulés dans le rectum, ne pouvaient vaincre la résistance du sphincter. Cette pratique nous a permis de soulager rapidement nos malades ; la sonde de femme ordinaire convient parfaitement dans ce cas. Comme exemples heureux d'ovariotomie, où la plupart de ces préceptes ont été appliqués, nous citerons les deux observations suivantes.

Nous n'avons pas quitté les deux malades qui en font l'objet pendant toute la durée du traitement.

OBSERVATION I.

Ovariotomie pratiquée par M. Boinet chez une jeune femme ayant été traitée par M. Velpeau sept ans auparavant par l'injection iodée. — Guérison.

(Observation personnelle.)

La malade, Mme Rosalie T..., demeurant rue Sainte-Foy, est âgée de 28 ans 1/2. Elle raconte qu'elle a été réglée à l'âge de 12 ans 1/2, mais qu'un an après, elle eut une suppression brusque à la suite d'une vive frayeur; quelques mois plus tard son ventre s'accrut d'une façon énorme. Son médecin lui dit qu'elle devenait hydropique, et la traita par des vésicatoires appliqués sur l'abdomen, des poudres à l'intérieur, des eaux minérales, si bien qu'elle guérit.

Cependant les règles ne reparurent que longtemps après; elle avait 16 ans. Sa santé se trouvant parfaitement rétablie, elle se maria à 16 ans 1/2; elle n'eut pas d'enfant et se porta très-bien jusqu'à 20 ans. Dans le cours de sa vingt-unième année, son ventre se développa progressivement et elle se crut enceinte jusqu'au jour où l'époque probable de son accouchement étant de beaucoup dépassée, elle vint consulter Velpeau, qui porta un tout autre diagnostic. Il la prit dans son service à la Charité, la ponctionna, tira plusieurs litres d'un liquide clair, et lui fit une injection iodée. La malade ne resta que douze jours à l'hôpital.

Pendant les sept années qui suivirent, sa santé se maintint bonne; les règles venaient chaque mois, mais le sang en était pâle et peu abondant. Le ventre resta toujours un peu volumineux.

Au mois de décembre 1868, elle éprouve du malaise : l'appétit diminue, les forces faiblissent; elle ne s'en émeut que médiocrement, rapportant cette indisposition à diverses émotions morales ; elle est d'ailleurs extrêmement impressionnable ; elle se fâche, rit et pleure facilement ; elle a souvent, à la gorge, une sensation de constriction et sent en même temps une boule qui monte derrière le sternum et dans le cou ; en un mot, elle est hystérique.

Cet état de souffrance et de malaise dure plusieurs mois ; elle appelle un médecin, qui diagnostique un kyste de l'ovaire et pratique une nouvelle ponction suivie d'injection iodée. Le liquide écoulé était blanc, clair, assez épais ; il ramena avec lui une soixantaine de corpuscules de la grosseur d'un grain de chenevis.

Cette ponction lui procura un soulagement de quinze jours. Mais le ventre avait rapidement repris son ancien volume ; une troisième ponction, mais simple cette fois, donne un liquide jaunâtre simulant le pus, et tellement épais qu'il a peine à s'écouler par la canule du trocart. Elle n'en est aucunement soulagée ; bien plus, les souffrances augmentent et deviennent intolérables ; elle demande à être débarrassée d'une façon quelconque. M. Verneuil, qu'elle va consulter, l'adresse à M. Boinet, qui pratique sur elle l'ovariotomie, le 19 juin 1869, à dix heures et demie du matin, en présence de MM. Demarquay, Firmin, Worms, Robert, Bailly et plusieurs médecins étrangers.

A cette date, la malade est âgée de 28 ans. Nous la voyons alors pour la première fois.

Elle est d'une taille un peu au-dessous de la moyenne. Les cheveux et les yeux sont noirs, le teint mat et jaunâtre ; elle est d'un embonpoint moyen. Très-intelligente, elle me dicte très-clairement sa propre observation ; elle attend comme une délivrance le moment de l'opération.

On la soumet à la chloroformisation ; elle passe rapidement par les périodes d'étonnement, d'agitation et de résolution. M. Boinet distribue les rôles, et, tout étant prêt, il pratique au-dessous de l'ombilic, sur la ligne blanche, une incision de 12 centimètres ; il coupe avec le bistouri les téguments, la couche graisseuse et les aponévroses, et conduit cet instrument sur une sonde canelée quand il s'agit du péritoine. Cette première incision ne paraissant pas suffisante, est prolongée de 5 centimètres en haut et obliquement à gauche pour éviter le nombril.

Le kyste se présente alors à l'ouverture béante de la plaie ; il est d'un gris rosé et sa surface est parcourue par de grosses veines d'aspect noirâtre.

Trop volumineux pour sortir par l'ouverture ainsi pratiquée, on le ponctionne en deux endroits (deux poches) à 6 centimètres d'intervalle, sur la ligne médiane, et l'on tire 6 litres d'un liquide huileux, filant, semblable à du blanc d'œuf et d'une forte densité. A ce liquide se mêle une certaine quantité de sang qui s'écoule en même temps et par les lèvres de la plaie et par quelques points où l'on a saisi le kyste avec des pinces à griffes. Les deux coups de trocart ne suffisent pas à vider le kyste assez promptement ; un large coup de bistouri finit par faire évacuer tout le liquide. Le kyste est alors soulevé et maintenu en partie hors du ventre par les mains des aides. L'opérateur, en plongeant sa main dans l'abdomen, constate en haut et profondément deux sortes d'adhérences : l'une plus rapprochée de la paroi abdominale antérieure, constituée par une bride qui réunit le grand épiploon à la partie supérieure et antérieure du kyste ; l'autre, plus profonde, plus large, réunit par une sorte de lame mince l'intestin grêle au kyste. La première adhérence est saisie par deux ligatures entre lesquelles un coup de ciseau nous délivre de ce premier embarras. La seconde adhérence, plus délicate à attaquer, est détruite par l'opérateur à l'aide des doigts ; ce temps de l'opération s'exécute d'ailleurs avec assez de facilité.

Le kyste ne tient plus alors que par son pédicule, large, frangé, et qui contient dans son épaisseur, mais assez bas, l'utérus qu'on peut toucher du doigt.

Le pédicule est saisi entre les deux branches d'un clamp simple, léger et solide, fourni par M. Robert. Quelques coups de ciseau, donnés au-devant du clamp sur la portion du pédicule qui sera sacrifiée, rendent enfin le kyste complétement libre. Cette incision est régularisée au bistouri, puis la surface en est cautérisée au fer rouge.

Tous les vaisseaux qui ont donné du sang dans le courant de l'opération, qu'ils appartiennent au kyste ou aux parois abdominales, ont été liés immédiatement. La malade a perdu une quantité insignifiante de sang. Le chloroforme, administré par M. Worms, a été plusieurs fois retiré plutôt par précaution que par nécessité. L'opération se termine par la suture des parois abdominales pratiquée à l'aide de fils d'argent, profondément, et superficiellement, par une suture entortillée. L'opération a été finie à onze heures trois quarts. Elle a donc duré une heure et demie.

La tumeur et le liquide contenu pèsent environ 10 kilos ; le poids de l'enveloppe seule est de 1 kilogramme 1/2.

Elle est assez régulièrement ovoïde (je la suppose placée dans le ventre pour la décrire). Sa surface externe est antérieurement lisse, d'un gris rosé, et ne présente rien de particulier.

Postérieurement, on y remarque la présence de plusieurs gros vaisseaux irrégulièrement anastomosés et quelques brides frangiformes qui s'attachaient à l'intestin.

A l'intérieur, la tumeur est divisée en plusieurs compartiments, la plupart de minime capacité ; une seule de ces poches est volumineuse. Sa paroi antérieure, qui est celle de la tumeur tout entière, est épaisse d'un centimètre, excepté en trois ou quatre endroits, où elle s'augmente par la présence dans son épaisseur de plusieurs petits kystes contenant un liquide filant, huileux et puriforme.

La paroi postérieure de cette poche, qui est la paroi postérieure de la tumeur entière, est irrégulièrement épaisse et formée d'un grand nombre de petits kystes enserrés les uns dans les autres et qu'on ne peut compter. Ces kystes forment à l'intérieur de la grande poche une sorte de bourgeons d'aspects divers, lisses ou grenus, blancs, nacrés, ternes, rougeâtres, bleuâtres, suivant l'épaisseur ou la vascularité de leur paroi et la nature de leur contenu.

Une des poches elle-même, contenue dans autre une enveloppe, est tout à fait noirâtre; on croirait qu'elle est pleine de sang, et de prime abord on la prendrait volontiers pour une sorte de gros sinus veineux ; ses parois sont parcourues par une multitude de vaisseaux capillaires.

Le pédicule de la tumeur paraît formé lui-même par l'adossement des parois de plusieurs petites poches dont les cavités sont effacées. Son tissu est ferme et résistant ; il crie sous le couteau.

La malade nettoyée, sa toilette d'opérée achevée, est portée dans un lit propre et chaud ; on l'entoure de linges de flanelle et de boules d'eau chaude.

La réaction s'opère promptement ; le pouls, à 80 avant l'opération, à 70 après, se relève bientôt à 100. Une bonne moiteur, une soif un peu vive, caractérisent cette période de réaction, qui se termine vers deux heures.

On a donné à la malade quelques cuillerées de bouillon, de vin de Malaga, et toutes les deux heures une cuillerée à bouche de la potion suivante :

Eau de tilleul.	100 gr.
Sirop de morphine. . .	40
Sirop d'éther.	10
Gouttes d'Hoffmann. . .	n° 12.

Vers deux heures, la soif augmentant, on prescrit à la malade de l'infusion de mauve, qu'elle trouve excellente.

Dans le courant de l'après-midi, la malade urine plusieurs fois seule, sans le secours de la sonde.

De six heures à dix heures du soir, le pouls monte à 120 ; puis il diminue, vers une heure, jusqu'à 100. — De six heures à neuf heures, il tombe à 80.

La nuit a été bonne ; plusieurs mictions faciles.

20 juin. — A neuf heures, visite de M. Boinet; pansement à l'alcool ; on passe une alèze sous le siége de la malade. On lui fait prendre plusieurs cuillerées de bouillon suivies d'une cuillerée de vin de Bordeaux. Cette ingurgitation est bientôt

suivie d'un vomissement léger qui ramène uniquement les matières ingérées.

Le pouls remonte bientôt à 100, et il s'y maintient jusqu'à une heure. On lui donne alors une cuillerée de potion. Elle s'endort jusqu'à deux heures quarante-cinq. Dans l'intervalle, le pouls tombe un peu ; on compte 28 inspirations par minute.

Dans la matinée, elle s'est plainte de quelques coliques venteuses; des gaz se sont échappés par l'anus à trois reprises différentes.

Vers trois heures et demie, on lui donne trois cuillerées de bouillon; comme le matin, ce liquide amène quelques envies de vomir; quelques petits morceaux de glace arrêtent ces nausées; mais les contractions du diaphragme ont amené des tiraillements douloureux dans le ventre. En même temps des gaz qui tourmentaient la malade s'échappent par l'anus.

Le pouls est à 104. Miction assez abondante; urine jaune clair; l'odeur nauséabonde dont elle était chargée la veille a disparu.

A quatre heures, la malade prend quelques cuillerées d'eau, de vin et de glace ; ce mélange lui semble bon. Pouls à 100.

A cinq heures, elle boit de nouveau quelques cuillerées de vin sucré. Pouls à 100.

A six heures et demie du soir, un orage éclate sur Paris ; la malade est en proie à une agitation assez vive; survient un peu de délire. Pouls à 116.

Le calme se rétablit à huit heures du soir. On donne alors une cuillerée de potion.

A neuf heures du soir, une cuillerée de lait, qui passe très-bien ; une autre à neuf heures et demie. Pouls à 112.

Une heure du matin, pouls à 96.

Sept heures du matin, pouls à 116.

21 juin. — La nuit a été excellente jusqu'à trois heures du matin ; sommeil paisible. A partir de ce moment, la malade est abattue ; elle se plaint fréquemment d'élancements dans le ventre ; elle compare la douleur qu'elle ressent à celle qui

serait produite par un vésicatoire. Elle sent aussi les gaz voyager dans l'intestin.

A huit heures, légère faiblesse. La malade se plaint d'avoir mal au cœur, à l'estomac et surtout aux poignets.

Pouls plein à 108.

A huit heures trois quarts, visite de M. Boinet.

On touche, avec le perchlorure de fer, la surface sectionnée du pédicule. Pansement au vin aromatique.

Vers dix heures, grande faiblesse, rougeur et pâleur alternatives des joues.

Plusieurs cuillerées de potion amènent le sommeil.

A une heure et demie, pouls à 104. Une cuillerée de lait.

A deux heures, plusieurs cuillerées de lait.

A trois heures, tapioca au lait.

De trois heures à quatre heures et demie, sommeil.

A quatre heures et demie, lait; pouls à 100.

A six heures, agitation. La malade se plaint d'abord de malaise, de douleurs vagues dans tout le corps; puis elle accuse des douleurs fourmillantes dans les pieds et les mains, plus tard des crampes dans les cuisses et les bras. Enfin elle ressent, au niveau de la région antérieure du cou, la sensation de quelque chose qui l'étrangle. Vu les antécédents hystériques de la malade, je n'hésite pas à voir là des symptômes hystériformes. Trois cuillerées de potion amènent la sédation.

Le soir, à huit heures, on renouvelle le pansement au vin aromatique. On place au-dessous du sein gauche, siége d'une douleur vive, une flanelle imbibée de laudanum. Pouls à 108.

Tout à coup éclatent de nouveau des envies de vomir avec les mêmes symptômes que ci-dessus. La boule hystérique est plus prononcée. Potion, glace.

A huit heures trois quarts, calme, envie de dormir. Pilule d'extrait thébaïque à 0 gr. 02. Calme; pouls à 108; sommeil jusqu'à une heure.

La nuit a été très-bonne. La malade a continué d'uriner seule et a lâché des gaz par en haut et par en bas.

A sept heures et demie, pouls à 100.

N. B. — La soif a été continue depuis le premier jour; elle a cependant diminué, mais sans cesser.

La tisane de mauve est la boisson préférée par la malade.

22 juin. — A huit heures et demie, visite de M. Boinet. Pansement au vin aromatique. Toute odeur a disparu.

On momifie de nouveau l'extrémité sectionnée du pédicule avec un pinceau imbibé de perchlorure de fer.

De neuf heures à deux heures de l'après-midi, la malade prend un biscuit trempé dans de l'eau rougie, quelques cuillerées de tisane de mauve, deux cuillerées de potion; elle urine abondamment en une seule fois. Envie d'aller à la garde-robe, mais sans effet.

Trois heures et demie, pouls à 108.

Jusqu'à six heures, rien de particulier.

Mais de six heures à huit heures, la malade ressent de violents élancements dans le ventre, le long de la ligne blanche. Elle ne confond point ces douleurs avec celles que donnent les vents : celles-ci sont sourdes, mobiles et prolongées ; les élancements procurent, au contraire, une douleur vive, lancinante, passagère.

Les douleurs deviennent tellement violentes que la malade a une véritable attaque de nerfs ; après chaque élancement douloureux, elle sent l'estomac se contracter et le cœur prêt à défaillir. Sa gorge se serre ; elle y sent quelque chose qui y voyage et l'étouffe. En même temps chaque élancement est suivi d'une contraction brusque, violente et spasmodique des muscles des membres. En prenant les poignets à pleine main, on sent les tendons des muscles agités comme par une secousse électrique.

Peu à peu les élancements disparaissent, et avec eux les phénomènes nerveux qui les accompagnaient. Seule, une douleur sourde persiste dans les muscles adducteurs de la cuisse droit. Quelques frictions légères avec une flanelle imbibée de laudanum la dissipent enfin.

Pendant la durée de cette attaque, nous avons donné à la malade plusieurs cuillerées de potion et de tisane de mauve.

Nous avons fait quelques légères frictions sur les membres et appliqué un cataplasme laudanisé au creux épigastrique. Quelques petits morceaux de glace, pris à intervalles, nous ont semblé produire dans ce cas un fort bon effet.

A neuf heures, nous avons pansé la malade avec du vin aromatique. Nous lui avons administré une pilule d'extrait thébaïque à 0 gr. 01, suivie d'une autre une heure plus tard. Jusqu'à minuit, on a donné aussi cinq ou six cuillerées de potion.

A minuit, le pouls était à 92 ;

A trois heures du matin, à 88 ;

A sept heures, à 100.

En somme, la nuit a été bonne; nous la redoutions cependant, à cause des accidents de la veille.

23 juin. — A huit heures et demie, pansement fait par M. Boinet.

Il retire (au quatrième jour) la première épingle de la suture superficielle.

A neuf heures et demie, potage au vermicelle.

A onze heures, pouls à 104. Deux pilules de sulfate de quinine, chacune de 0 gr. 10.

Rien de particulier jusqu'à trois heures. Mais à ce moment surviennent plusieurs crises nerveuses analogues à celles d'hier. Les unes coïncident avec les élancements dans le ventre; d'autres en sont indépendantes. Celles-ci continuant à s'accompagner de frémissement, de tremblement des membres et de sensation de boule étouffante à la gorge, me semblent devoir être définitivement rattachées à l'hystérie. Cependant une période de légère chaleur et de moiteur à la peau qui revient à la même heure, depuis trois jours, donnent à ces attaques un caractère intermittent qui ont indiqué le sulfate de quinine. On en a donné 0 gr. 20 à onze heures. Est-ce pour cela que l'accès d'aujourd'hui a été avancé comme heure et s'est trouvé notablement affaibli par rapport à celui des jours précédents?

Quoi qu'il en soit, nous avons prescrit comme hier : potion calmante, cataplasme laudanisé, et nous avons fait prendre une nouvelle pilule de sulfate de quinine à trois heures. — A quatre heures, calme; un peu de chaleur et de moiteur à la peau, moins qu'hier, d'ailleurs. Pouls à 104.

De cinq heures à neuf heures, le calme continue; pansement; une pilule d'opium à 0 gr. 01.

D'heure en heure, trois autres pilules.

A trois heures, une pilule de sulfate de quinine de 0 gr. 10.

A six heures, id. id.

A neuf heures et demie, id. id.

24 juin. — A neuf heures, pansement par M. Boinet (cinquième jour). Deux épingles et un fil d'argent sont retirés. On badigeonne la cicatrice avec du collodion; on touche le pédicule au perchlorure de fer.

On change la malade de lit.

De dix heures du matin à trois heures après-midi, tisane et potage.

A trois heures, sommeil.

A sept heures, quelques cuillerées de soupe.

A neuf heures, pansement; il s'écoule par le pédicule une assez grande quantité de sérosité sanguinolente.

A dix heures du soir, 0 gr. 03 d'opium en trois pilules. Un peu de malaise pendant la nuit.

Deux quarts de lavement ne ramènent rien.

De trois heures à huit heures et demie du matin, sommeil.

La malade a été en moiteur toute la nuit.

25 juin. — A neuf heures, pansement par M. Boinet, en présence de deux médecins étrangers. Nettoyage du pédicule à l'aide de petits morceaux d'éponge imbibés de vin aromatique. On retire une épingle à suture (sixième jour).

A neuf heures et demie, une pilule de sulfate de quinine.

De dix heures à midi, potage, tisane et vin.

A neuf heures du soir, pansement.

A onze heures du soir, pouls à 100; 0 gr. 01 d'opium.

26 juin. — La nuit excellente; sommeil et transpiration: pansement à neuf heures du matin. M. Boinet retire une autre

épingle, ordonne deux cuillerées de vin de quinquina par jour et supprime le sulfate de quinine.

Nuit bonne ; pas de garde-robe.

27 juin. — Pansement au vin aromatique. Lavement laxatif; ne ramène pas de grosses matières. Nuit plus fatiguée que les autres.

28 juin. — Pansement. M. Boinet retire (septième jour) la dernière épingle, deux fils d'argent et le clamp. Il passe autour du pédicule, qu'il ne veut pas encore abandonner à lui-même, une grosse ligature. A la place du clamp, on voit une légère cavité, sorte de nombril, du centre de laquelle sortent encore quelques fils à ligature. Le tout est noirci par le perchlorure de fer.

Pansement au vin aromatique.

On prescrit 30 gr. d'huile de ricin, qui ramène plusieurs garde-robes liquides et solides.

29 juin. — Alimentation légère ; pruneaux.

Le 30. — Rien de particulier.

Les jours suivants, l'alimentation se fait de mieux en mieux. Toutes les fonctions s'opèrent avec régularité.

Le 9 août, vingt jours après l'opération, on lève la malade une première fois.

Huit jours après, elle marche seule. La malade part à la campagne, d'où elle revient radicalement guérie et rétablie au bout d'un mois.

Juillet 1871. — *Depuis l'opération, la malade jouit d'une bonne santé. Aucune modification physiologique n'a eu lieu chez elle. Les règles sont normales. Elle est restée femme.*

OBSERVATION II.

Kyste multiloculaire de l'ovaire gauche, du poids de 17 à 18 kilogrammes, compliqué d'ascite, d'une hernie ombilicale volumineuse et d'un prolapsus complet de l'utérus. — Ovariotomie. — Guérison.

(Observation de M. Boinet.)

Mademoiselle G..., d'Issoudun, âgée de 47 ans, lingère, a toujours été bien réglée jusqu'à 46 ans, époque où la menstruation a cessé. Cette femme, d'une bonne constitution, a toujours joui d'une bonne santé, si ce n'est que depuis l'âge de 10 ans, elle a toujours éprouvé des envies fréquentes d'uriner. Il y a environ quatre ans, elle a remarqué que son ventre prenait du développement, en même temps que sa santé s'altérait ; l'augmentation du ventre fut si rapide, qu'au bout de six mois il était aussi développé que dans une grossesse à terme. Les jambes étaient légèrement infiltrées. Soumise à divers traitements diurétiques, il n'en résulta aucune amélioration, et la maladie faisant toujours des progrès, sa santé générale s'affaiblissant de plus en plus, l'amaigrissement augmentant, elle vint à Paris, en 1865, réclamer des soins. Reçue à l'hôpital Saint-Louis, dans le service de M. Voillemier, elle y subit une ponction, le 7 septembre 1865, qui donna issue à 6 ou 7 litres de liquide. On reconnut dans le ventre, au dire de la malade, l'existence de deux tumeurs solides. De l'hôpital Saint-Louis, elle fut envoyée en convalescence à l'hospice du Vésinet, pour y refaire sa santé, et vingt et un jours après elle retourna dans son pays, après avoir vu M. Voillemier, qui constata le retour du liquide dans la poche qu'il avait ponctionnée. Le ventre prit un accroissement progressif et devint si volumineux, que la malade était obligée de rester assise ou couchée. Bientôt elle ne put se livrer à aucune occupation ; sa position devint de plus en plus misérable ; sa santé s'altéra de jour en jour, et elle maigrit beaucoup : il ne lui restait aucun espoir de salut. Dans cet état désespéré, M. le docteur Jugand, d'Issoudun, lui proposa de faire l'ovariotomie; mais elle préféra revenir à Paris pour y subir cette opération. Elle me fut adressée par le docteur Gachet, d'Issoudun, le 6 juillet 1868.

A son arrivée à Paris elle est dans un état déplorable, faible, maigre et les traits profondément altérés; la respiration est gênée, les digestions pénibles, l'appétit nul; le ventre, au niveau de l'ombilic, qui est le siége d'une hernie ombilicale volumineuse, mesure 1 m. 42 c., et de l'appendice xyphoïde au pubis, 45 centimètres; la hernie ombilicale, rendue saillante par du liquide ascitique et par les anses intestinales, est très-volumineuse; ses parois sont très-amincies et étalées sur le ventre : elle mesure 46 centimètres de circonférence; la paroi inférieure du ventre et les membres inférieurs sont infiltrés. La percussion et l'examen du ventre font reconnaître une grande quantité de liquide ascitique; et si on fait placer la malade dans différentes positions, on reconnaît trois tumeurs très-distinctes : deux supérieures, solides, très-résistantes à la pression, et offrant au palper tous les signes des tumeurs fibreuses, et une troisième médiane et inférieure, donnant tous les signes d'une vaste poche renfermant du liquide.

Les parois du ventre, dont le développement est extraordinaire, sont tellement distendues, et par les tumeurs et par le liquide de l'ascite, qu'il est impossible de reconnaître si des adhérences existent; de plus, cette malade est atteinte d'un prolapsus complet de l'utérus, qui pend entre les cuisses. Je porte le diagnostic suivant : kyste multiloculaire d'un ovaire, ayant une vaste poche fluctuante, accompagnée de deux tumeurs solides très-dures, avec complication d'une ascite, d'une exomphale et d'une chute complète de l'utérus, avec excoriations saignantes sur les parois renversées du vagin et sur le col de l'utérus. Ce prolapsus complet de l'utérus remontait à cinq mois; mais depuis plus d'une année, la malade avait remarqué que sa matrice était très-basse, et que son col apparaissait entre les grandes lèvres; il y avait parfois des écoulements sanguinolents.

Dans le but de mieux connaître la nature des tumeurs solides du ventre, qui avaient toutes les apparences de tumeurs fibreuses, et pour m'assurer s'il existait des adhérences, je conseillai à la malade une ponction, pour enlever le liquide ascitique; mais comme elle voulait retourner dans son pays sans plus attendre, je lui recommandai de faire pratiquer cette ponction par son médecin, afin qu'on pût mieux établir le diagnostic, et savoir si l'ovariotomie était praticable. Cette malade retourna à Issoudun et la ponction ne fut pas faite. Mais un nouveau phénomène se produisit : l'écoulement quotidien, d'un verre et demi environ, d'un liquide légèrement gluant par le col utérin, diminua un peu le volume du ventre et apprit que le kyste était tubo-ovarique. Comme l'état de la malade devenait de plus en plus mauvais, malgré cet écoulement, que la maigreur augmentait, que les forces diminuaient, etc., elle revint à Paris, le 1er octobre 1868, bien décidée à se faire pratiquer l'ovariotomie.

Un nouvel examen, fait avec soin, me confirma dans mon premier diagnostic : une ascite considérable, avec hernie ombilicale volumineuse, une vaste poche kystique et deux grosses tumeurs, dures, résistantes, qui s'élevaient jusqu'au foie et sous le diaphragme, et dont la consistance rappelait des tumeurs aréolaires, développées dans l'épaisseur des parois du kyste, et enfin une chute complète de l'utérus, qui pendait entre les cuisses et était le siége d'excoriations profondes. La seule chance de salut pour cette pauvre fille était dans l'ovariotomie; mais les complications nombreuses qui accompagnaient ce kyste, l'existence probable d'adhérences du côté du foie et du diaphragme, dans une maladie dont le début remontait à plus de quatre ans, l'impossibilité de reconnaître ces adhérences et celles qui pouvaient être plus profondes, tout cela me paraissait autant de contre-indications que je n'osais affronter. Cependant, l'état de cette malade était si grave que je regardai comme une obligation une opération que je ne pratiquai qu'avec une certaine répugnance; et le 11 octobre 1868, cédant aux instances pressantes de la malade, je fis cette ovariotomie, rue Oudinot, n° 4, en présence de MM. Brochin, Firmin, Moyet, Robert et de plusieurs internes des hôpitaux.

Une incision fut pratiquée sur la ligne blanche jusqu'au péritoine, entre le pubis et la hernie ombilicale, la malade étant chloroformée; le péritoine, poussé par le liquide ascitique, vint faire hernie entre les lèvres de l'incision, qui avait environ 12 centimètres de longueur, et fut ponctionné avec le trocart de Sp. Wells. Il s'écoula 4 à 5 litres de liquide séreux, verdâtre, provenant de la cavité péritonéale. Plusieurs vaisseaux furent saisis avec mes serres-fines à mors plats, et aucun écoulement de sang ne se fit dans la cavité du péritoine. Celui-ci ayant été divisé dans toute l'étendue de l'incision avec des ciseaux : la main gauche, doucement introduite dans le ventre, entre les parois abdominales et le kyste, constata qu'il existait deux tumeurs volumineuses, inégales, solides, résistantes, et une vaste poche remplie de liquide. L'une des tumeurs, celle de droite, s'élevait jusqu'au foie et au diaphragme qu'elle soulevait, et était séparée de celle de gauche, qui s'élevait moins haut, par un enfoncement considérable; la tumeur droite pressait tellement le diaphragme et le foie, que je ne pus passer la main entre ces organes : ce qui me fit supposer que des adhérences existaient dans ce point et probablement dans les parties profondes, ce qui heureusement n'avait pas lieu, ainsi que je le reconnus en continuant l'opération. Ces tumeurs étant trop volumineuses pour être extraites par l'incision que j'avais pratiquée d'abord, je la prolongeai par en haut, en contournant à gauche la hernie ombilicale, et lui donnai une étendue de 27 centimètres. Par ce moyen, le kyste devint plus apparent, et la poche fluctuante fut ponctionnée; l'évacuation de 7 ou 8 litres de liquide séreux, verdâtre, permit aux deux tumeurs solides, placées au-dessus de la poche, de s'abaisser, et alors seulement je pus reconnaître que ces tumeurs n'avaient aucune adhérence, ni avec le foie, ni avec le diaphragme, ni avec un autre organe. Après avoir pris la précaution de fermer par une ligature l'ouverture faite à la poche kystique par le trocart, dans le but de prévenir tout épanchement dans la cavité péritonéale, j'introduisis la main gauche sous le kyste et, le soulevant doucement, je le fis sortir du ventre, entre les lèvres de la plaie; un aide le saisit aussitôt entre ses deux mains et le tint suspendu au dessus du ventre. Je constatai avec plaisir que tout ce qui composait le kyste, tumeurs et poche, n'était adhérent que par un pédicule très large, très-épais et assez long. Toute cette manœuvre avait été assez prompte et assez facile. Le pédicule, qui renfermait des vaisseaux volumineux, fut placé dans le clamp, fortement serré, et coupé ensuite avec des ciseaux, au-dessus du clamp, à la base du kyste; par mesure de précaution, et à cause du volume des vaisseaux du pédicule, une forte ligature en fil de soie fut placée sur le pédicule, au-dessous du clamp, sur lequel on cautérisa le pédicule avec le fer rouge. Grâce aux serre-fines appliquées sur les points saignants de l'incision abdominale, pas une goutte de sang ne tomba dans le péritoine; sa toilette fut facile à faire et se borna à absorber avec des éponges un peu de liquide ascitique qui restait encore dans le petit bassin, et à ôter, ce qui ne laissa pas de me donner de l'inquiétude pour le résultat de cette opération, plusieurs membranes de la grosseur du doigt, d'une longueur de 10 à 12 centimètres, d'un blanc mat, nacré; elles étaient libres et flottantes dans le liquide ascitique. De plus, la surface du péritoine offrait les traces d'une péritonite ancienne, était d'un rouge violacé, et tous les vaisseaux épiploïques étaient gorgés de sang noir.

Avec une longue aiguille, qui traversait en même temps les parois abdominales et le pédicule, celui-ci fut fixé dans l'angle inférieur de la plaie. Le clamp ayant été enlevé, deux épingles traversant les parois abdominales, y compris le péritoine, furent placées, l'une au-devant, l'autre au-dessous du pédicule, afin de mieux le maintenir et de le comprimer dans la suture entortillée. La plaie fut fermée par une suture profonde, faite avec neuf fils d'argent passés avec une grande promptitude et une grande facilité à travers les parois abdominales et le péritoine, à l'aide d'une aiguille à char, assez semblable à une aiguille d'emballeur ou à une alène de cordonnier, dont je me sers habituellement pour faire cette suture : 7 épingles suffirent pour la suture superficielle ou entortillée.

Une sonde évacuatrice fut placée au-devant du pédicule et enfoncée jusqu'au fond du petit bassin, pour retirer, à l'aide d'une pompe, le liquide qui pouvait s'épancher; il en sortit à peine 5 ou 6 grammes; pendant deux heures que cette sonde resta encore en place, elle ne laissa couler aucun liquide : aussi fut-elle retirée. L'opération avait duré quarante-cinq minutes.

Avant de fermer l'abdomen, j'avais cherché à réduire l'utérus et j'y étais parvenu très-facilement; l'indicateur de la main gauche étant placé dans le petit bassin, pour suivre et diriger l'impulsion que j'imprimais à l'utérus, en le refoulant doucement et progressivement dans le vagin avec la main droite, je parvins à le remettre en place, et deux petites éponges furent introduites dans le vagin, pour s'opposer à une nouvelle chute.

La malade, nettoyée, changée de linge et de flanelle, fut portée dans un lit bien chaud. On lui donna quelques cuillerées de madère, de bouillon froid et d'une potion calmante. Le reste de la journée se passa bien : point de fièvre, point de douleurs dans le ventre; sommeil de quelques heures.

Malgré les complications que j'ai signalées plus haut, les suites de cette opération furent des plus heureuses; à peine de la fièvre pendant les deux premiers jours, point de douleurs dans le ventre, qui est resté plat, non douloureux à la pression. Alimentation légère et prise avec plaisir. Les urines ont coulé naturellement, et le cathétérisme n'a pas été pratiqué une seule fois; une éponge, placée dans un sac de taffetas gommé, est mise entre les cuisses de la malade et reçoit les urines. L'éponge est changée à chaque émission. Les fils et les épingles des sutures furent enlevés à partir du cinquième jour, et le huitième tout était enlevé et remplacé par des bandelettes fixées avec du collodion.

Il me paraît inutile d'entrer dans de plus longs détails sur la marche de cette opération, qui, comme vous le voyez, a eu un très-bon résultat, puisqu'elle a débarrassé cette pauvre femme, qui était sur le point de mourir, de quatre maladies très-graves : 1° d'un kyste multiloculaire énorme ; 2° d'une hernie ombilicale ; 3° d'un prolapsus complet de l'utérus, et 4° enfin d'une ascite considérable, qui depuis longtemps déjà avait amené l'infiltration des membres inférieurs. Il y a aujourd'hui trente jours que cette malade a été opérée et son état est si satisfaisant, qu'elle va repartir pour son pays.

La masse totale du kyste, contenant et contenu, était de 17 à 18 kilogrammes environ ; les parties solides, tumeurs et poche du kyste, pesaient 8 kilogrammes et demi. Les tumeurs étaient aréolaires, renfermant dans leur intérieur une infinité de petites loges, ne communiquant pas les unes avec les autres, et remplies d'une matière blanchâtre, épaisse, gélatineuse, purulente dans quelques-unes. Les plus grandes n'auraient pu loger une noix. De grosses veines, des brides épaisses et résistantes sillonnaient la surface de ces tumeurs dans tous les sens ; leur surface externe était lisse et nous offrait des bosselures irrégulières.

La hernie ombilicale, dont il reste quelques vestiges, est complétement réduite, et il ne reste plus au niveau de l'ombilic qu'une très-petite partie du pus, qui diminue chaque jour et qui probablement finira par disparaître complétement, si on s'oppose, par un bandage, à l'introduction des intestins dans l'anneau ombilical.

On trouvera au chapitre *Soins consécutifs* la suite de cette intéressante observation, car il y eut récidive.

Complications chirurgicales.

En passant en revue les soins à donner aux ovariotomisées et les accidents qui peuvent entraver leur guérison, nous devons citer au premier rang les hémorrhagies qui compliquent si souvent le traitement.

Hémorrhagies.

Nous ne devrions parler ici que des hémorrhagies secondaires; mais celles-ci ne sont, en général, que la continuation des hémorrhagies qui surviennent pendant l'opération : nous sommes donc obligé de dire quelques mots des hémorrhagies primitives.

Les pertes de sang proviennent : ou des vaisseaux du pédicule, ou des vaisseaux artériels ou veineux des adhérences, ou encore des petits vaisseaux de la paroi abdominale lésés pendant l'incision. Il peut arriver enfin que l'opérateur, en divisant les adhérences de la tumeur, lèse quelque autre organe, comme la matrice. (Opération pratiquée le 26 novembre 1861 par M. Baker Brown *in* Leçons cliniques de Velpeau. *Union médicale*, 2ᵉ série, t. 12, an. 1861).

Les précautions que prennent les opérateurs pour la ligature et la section du pédicule rendent assez rares les hémorrhagies primitives ou secondaires par le pédicule; cependant on a vu cet accident se produire, soit par suite de la déchirure du pédicule, soit par suite de sa compression incomplète par la ligature. Dans ces cas, l'hémorrhagie est externe ou interne, quelquefois elle est en même temps interne et externe. (Obs. A, B, C, E.)

Les hémorrhagies primitives par les vaisseaux des adhérences (artérioles et veines) sont de beaucoup les plus fréquentes; elles sont pour ainsi dire inévitables, et peuvent, lorsqu'elles sont abondantes, gravement affaiblir la malade. Le chirurgien pare à cet accident par la ligature ou la torsion des vaisseaux qui fournissent l'hémorrhagie, quand toutefois il peut les saisir. D'ailleurs il arrive souvent que l'hémorrhagie, par certains vaisseaux des adhérences, quoique assez abondante au début, s'arrête sans ligatures (Kœberlé, Obs. XXIII, *Gaz. des Hôp.*, 1867, p. 126, *id.*, Obs. XXVIII, *Gaz. des Hôp.*, 1867, p. 358).

Les hémorrhagies provenant de la paroi abdominale sont

rares et s'arrêtent d'elles-mêmes, ou par la ligature du vaisseau qui les fournit. Cette ligature présente quelquefois au chirurgien de sérieuses difficultés (Kœberlé, *Gaz. des Hôp.*, 1868, p. 321).

Il résulte de ce que nous venons de dire que presque toujours les hémorrhagies secondaires seront fournies par les petits vaisseaux des adhérences. Ces hémorrhagies se produisent le plus souvent dès les premiers jours qui suivent l'opération ; elles sont rarement assez abondantes pour compromettre immédiatement la vie de la malade ; cependant ce cas s'est présenté (Obs. B et D) ; souvent elles s'arrêtent d'elles-mêmes, soit par le retrait du vaisseau, soit par son obstruction.

Mais si le danger immédiat de ces hémorrhagies secondaires par les vaisseaux des adhérences n'est pas considérable, en tant que perte sanguine, il n'en est pas moins vrai que cet accident en entraîne presque fatalement après lui de bien plus graves, tels que la péritonite, l'érysipèle.

A moins de cas exceptionnels, si l'on n'a pas affaire à une hémorrhagie considérable, les symptômes généraux de l'hémorrhagie interne manqueront presque constamment. On n'aura pour se guider dans la recherche des foyers hémorrhagiques, que des probabilités tirées des circonstances mêmes de l'opération, du nombre et de la vascularisation des adhérences ; quelquefois on trouvera dans l'état du ventre, dans l'aspect de la plaie, des indices qui mettront le chirurgien sur la voie de cette complication.

Quant au siége de ces foyers hémorrhagiques, nous disons qu'on les trouve souvent dans la grande cavité péritonéale, mais qu'ils peuvent se former aussi dans l'épaisseur du tissu connectif graisseux sous-cutané (Kœberlé, Observation XXVII, *Gaz. des Hôp.*, 1867, p. 191).

Le pronostic de ces hémorrhagies n'est pas toujours très-grave : quand le foyer a pu être vidé à temps, lorsque le sang épanché n'a pas encore subi de décomposition putride, cet accident n'entraîne pas une terminaison fâcheuse.

Quant au traitement, il devra consister surtout à empêcher le séjour du sang épanché dans la cavité péritonéale. M. Kœberlé a plusieurs fois traité avec succès ses opérées, en vidant le foyer et en lavant la cavité avec une solution de sulfate de soude (*Gaz. des Hôp.*, 1867, Obs. XXVII, p. 266).

Quand l'hémorrhagie est considérable, quand elle ne s'arrête pas spontanément, il ne faut pas hésiter à faire comme M. Kœberlé, à inciser la cicatrice et à aller chercher le vaisseau qui est ouvert pour le lier, et vider la cavité péritonéale des caillots qui s'y sont formés (Obs. I).

OBSERVATION A.

Ovariotomie pour un kyste multiloculaire pratiquée le 20 décembre 1862 par Kœberlé. — Au 12e jour, hémorrhagie consécutive, à la fois interne et externe, par l'artère ovarique, qui s'était déchirée par suite de la traction subie par le pédicule qui était fixé à l'angle inférieur de la cicatrice. — Arrêtée pendant 36 heures par une compression méthodique, cette hémorrhagie s'est reproduite en même temps qu'il est survenu des symptômes de péritonite. — Incision de la cicatrice : pince à demeure placée sur l'artère, et extraction des caillots de la cavité péritonéale. — Guérison. (*In Gaz. Hôp.*, 1863, p. 92, Kœberlé, 4e op.)

OBSERVATION B.

Ablation d'un kyste multiloculaire à base large, faite par Boinet le 26 février 1859.

Hémorrhagie considérable à la ponction. — Dissection du

pédicule, qui se confondait avec la trompe et les ligaments. La ligature portée sur le pédicule ne put le comprimer assez pour arrêter complétement le sang, qui s'écoulait aussi par tous les points de la paroi abdominale d'où l'on avait détaché des adhérences.

Mort 4 heures après l'opération. (*In Union médicale*, 2e série, t. XIII, p. 48, année 1862.)

OBSERVATION C.

Ablation d'un kyste volumineux par Maisonneuve, pratiquée le 15 décembre 1866.

Hémorrhagie externe le 2e jour par un des pédicules (il y en avait deux). Mort. (*In Gaz. Hôp.*, 1866, p. 589.)

OBSERVATION D.

Kyste uniloculaire opéré le 11 septembre 1840 par M. Benjamin Philips. — Traitement non indiqué. — Mort le 8e jour.

A l'autopsie, la plaie est presque cicatrisée, cependant le fond est injecté et répond à une cavité contenant 6 à 8 onces de sang noir non coagulé.

Pas de signes de péritonite. (*In Gaz. Hôp.*, année 1840, p. 550.)

OBSERVATION E.

Hémorrhagie par déchirure du pédicule arrivée à M. Spencer Wells, cité par M. Demarquay. — Guérison. (*In Union Med.*, 2e série, t. 14, p. 513.)

Abcès.

Après les hémorrhagies, les accidents qui ressortent de la chirurgie, sont incomparablement moins fréquents et d'une gravité variable suivant les cas.

Soit que la suture abdominale soit trop serrée et que le pus ne puisse s'écouler, soit qu'un nœud de ligature ait été perdu dans son épaisseur, il arrive qu'un ou plusieurs abcès se développent dans l'épaisseur même de la ligne blanche. L'indication est nette, relâcher ou enlever ces points de suture, vider le foyer, le déterger et attendre une réunion secondaire. Il faut veiller avec soin à la production de ces abcès qui donnent lieu à des symptômes communs à ceux de la péritonite et pourraient en imposer pour une phlegmasie du péritoine au début.

On trouve un exemple d'abcès de ce genre dans l'observation II du mémoire de M. Péan (1869). Nous avons été témoin d'un pareil accident chez une malade opérée par M. Demarquay, dont l'observation abrégée a été publiée dans le *Mouvement médical*, par M. Georges Boyron, externe des hôpitaux :

OBSERVATION III.

Ovariotomie pratiquée par M. Demarquay, rue Oudinot, n° 4, le 22 juin 1869. — Guérison.

Marie P..., âgée de 30 ans, vint, dans le mois d'avril 1869, consulter M. Demarquay pour une grosseur qui, depuis deux ans, s'était développée dans son ventre et augmentait chaque jour de volume. Cette malade, d'une excellente constitution, n'a pas eu de maladie jusqu'à l'âge de 27 ans, époque à laquelle elle devint mère. Elle voulut nourrir son enfant; mais comme sa santé s'en trouvait visiblement affaiblie, elle le sevra à 14 mois. Néanmoins sa santé ne s'améliora pas, et peu de temps après, elle accusa une légère douleur au-dessus de l'aine gauche, et son mari nous dit qu'à partir de ce moment, il a senti dans le lieu douloureux une petite masse mobile qu'il pouvait faire rouler sous la main; il ajoutait qu'il la rencontrait tantôt plus à gauche, tantôt plus à droite. La douleur, ordinairement peu vive, s'accentuait beaucoup pendant et après les règles. C'étaient de véritables coliques, comme la malade n'en avait pas éprouvé jusque-là.

Elle reste dans cet état, sans trop s'inquiéter, jusqu'au mois de février 1869. Mais vers le 15 de ce mois, elle s'aperçut que sa grosseur avait augmenté de volume, et chaque jour elle pouvait constater son accroissement rapide.

Le médecin consulté administra des diurétiques, des pilules d'iodure de fer, etc., sans arrêter les progrès de la tumeur. Sur ces entrefaites, à l'époque de ses règles, la malade eut une perte abondante pendant huit jours; perte qui diminua ensuite, revint au bout de quelques jours et dura le reste du mois. A l'époque menstruelle suivante, le même phénomène se renouvela : pertes abondantes pendant huit jours, et moins fortes le reste du mois.

Le 15 avril, elle vint à Paris consulter M. Demarquay. Son ventre est fortement distendu; il est saillant, en pointe; une pichenette donnée sur un des points de sa surface pris au hasard fait percevoir à l'autre main placée sur les parois abdominales une sensation de fluctuation caractéristique; la percussion indique une matité dans toutes les parties antérieures et inférieures de l'abdomen, et de la sonorité seulement au creux épigastrique et dans les flancs, quelle que soit la position prise par la malade. Ces signes concordant avec la persistance des règles, qui, comme le fait remarquer M. le professeur Pajot, n'existent, quoi qu'on en ait dit, presque jamais avec la grossesse, puisque le célèbre professeur n'a pu, dans toute sa longue pratique, les rencontrer jamais avec tous leurs caractères chez une femme enceinte, permettent de reconnaître un *kyste de l'ovaire*, qui semble ne présenter aucune adhérence avec le péritoine, ni avec aucun organe interne. Une ponction, pratiquée pour fixer le diagnostic, donne issue à un liquide épais, visqueux, jaunâtre, caractère qui fait rejeter le traitement par l'injection iodée. M. Demarquay, après avoir mis en regard divers éléments : âge de la malade, état général satisfaisant, constitution robuste, bonne disposition morale, impossibilité de guérison par un traitement médical, chance contraire de guérir avec une opération chirurgicale, conseille à la malade de se faire opérer. Avant de s'y décider, elle retourne à Orléans régler ses affaires, et malgré les conseils des médecins orléanais, qui lui prédisent une mort assurée, elle revient à Paris, bien décidée à se faire opérer.

22 juin. M. Demarquay, assisté de M. Boinet, procède à l'opération dans une maison de la rue Oudinot. Une incision longitudinale est faite sur le bas-ventre, suivant la ligne blanche, depuis le pubis jusqu'à l'ombilic. Le ventre ouvert, dans une étendue de 20 centimètres, laisse voir le kyste qui présente des adhérences à gauche avec le grand épiploon et le péritoine qui tapisse la paroi abdominale. Le kyste est saisi avec des pinces plates et ponctionné dans sa partie la plus saillante, et pour disséquer avec plus de soin la partie adhérente, on prolonge l'incision abdominale en contournant l'ombilic; les adhérences à l'épiploon cèdent à des tractions, et on sépare complétement cette poche du péritoine et de l'épiploon. On retire alors le kyste de l'abdomen; il ne présente heureusement pas d'autres adhérences; son pédicule est très-long, mais très-petit. La toilette du péritoine est faite avec le plus grand soin, de façon à ne pas laisser à l'intérieur ni liquide ascitique, ni caillots sanguins, ni de corps étrangers dans la cavité péritonéale. Toutefois, on est obligé de laisser une ligature sur la paroi abdominale interne gauche; le fil dont on s'est servi est coupé à ras de la séreuse. Les autres ont été pratiquées dans l'épaisseur de la paroi, et par conséquent n'intéressent pas le péritoine. Le pédicule, lié par un fil très-fort, est maintenu à l'extérieur par un clamp. Les lèvres de la plaie sont réunies par une double suture; la première, profonde, faite au moyen de fils d'argent à bouts séparés; la seconde, superficielle, suture entortillée faite à l'aide d'épingles et de fils; un badigeonnage au collodion recouvre les lèvres de la plaie ainsi affrontées; un gâteau de charpie, une feuille de ouate et un bandage de corps en flanelle composent le pansement. La malade, remise

dans son lit, est condamnée au repos le plus absolu. — Bouillon, vin de Malaga, glace.

L'opération a duré deux heures; le *liquide* contenu dans le kyste peut être évalué à environ dix litres. — Le *kyste*, assez volumineux, est tapissé à l'intérieur d'une foule de petits kystes de différentes grosseurs, qui contiennent aussi du liquide, mais moins foncé en couleur que celui du grand kyste. Il est plus limpide, mais tout aussi visqueux et épais. Ce kyste, examiné par M. Cornil, a été rangé par lui dans la classe des *kystes prolifères* dont il a tous les caractères.

22, soir. La malade a vomi un peu de tisane, mais ce vomissement peut être mis sur le compte du chloroforme. A six heures, elle est agitée; pouls 125. Dans la nuit, elle a quelques vomissements après avoir pris de la tisane. On lui fait sucer un morceau de glace et tout se calme. De deux à quatre heures du matin, la malade dort un peu; à six heures, elle est plus calme et ne vomit pas le bouillon qu'on lui fait prendre. Elle sent le besoin d'uriner : on la sonde, et il s'écoule environ un verre d'urine.

23. De nombreux gaz s'échappent par la bouche et le rectum; leur sortie soulage beaucoup la malade. Elle prend son bouillon froid et ne vomit pas.

24. En pansant la malade et en pressant sur le ventre, M. Boinet fait sortir du pus en assez grande quantité, pus qui provient certainement, dit-il, d'un petit abcès formé dans les parois de la plaie. L'état général, qui n'est pas excellent, justifie son opinion; l'appétit est toujours faible. — Le 25, le 26 et le 27, même état. Muguet et manifestation diphtéritiques.

29. Le clamp se détache de lui-même, la plaie a une bonne apparence. L'appétit revient peu à peu. — Le 30, en bonne voie; pas de fièvre.

Le 1er juillet, les *règles* apparaissent, à l'époque voulue, et occasionnent quelques coliques; elles sont aussi abondantes qu'autrefois. Elles ont cessé le 4 juillet, ainsi que les coliques. L'appétit se fait sentir avec force.

5. On enlève les fils; le mieux continue les jours suivants, et le 10, la malade peut retourner à Orléans.

Déchirures internes et externes.

Les déchirures de la plaie sous l'influence de divers efforts peuvent amener des accidents extrêmement graves et auxquels il n'est pas toujours facile de remédier. Ces déchirures sont quelquefois internes, et peuvent échapper dans ce cas au chirurgien si la malade n'avoue pas qu'elle a commis une imprudence.

M. Boinet rapporte dans son livre (Observation VII, page 436) le cas d'une malheureuse femme, que son indocilité conduisit à la mort pour s'être levée au 10e jour; elle succomba à une péritonite aiguë dont le point de départ probable était une déchirure de nouvelles adhérences contractées par le pédicule avec les parois abdominales. M. Péan (mémoire 1869; observation I) fut plus heureux. Sa malade avait pris une bronchite aiguë vers le huitième jour :

« Cette bronchite détermina des efforts de toux violents et réitérés. Sous l'influence de ces efforts, la partie supérieure de la plaie, qui semblait solidement réunie, s'ouvrit le dixième jour, dans une très-grande étendue, à travers laquelle les intestins vinrent faire hernie. Je me trouvais là fort heureusement; je réduisisis les intestins et réappliquai de nouveaux points de suture métallique. »

Il nous resterait à parler des accidents consécutifs à l'ovariotomie, et, qui sont du ressort de la chirurgie. Nous en parlerons à l'article : *Soins consécutifs.*

CHAPITRE II

Soins médicaux.

CHLOROFORMISATION. — FIÈVRE TRAUMATIQUE. — COMPLICATIONS MÉDICALES. — CHOC. — PÉRITONITE. — TÉTANOS. — TYMPANITE, ETC. — OBSERVATIONS.

Chloroformisation. — Le rôle du médecin commence à peu près en même temps que celui du chirurgien, c'est-à-dire dès que la malade est soumise au chloroforme.

L'anesthésie chloroformique exige ici des précautions particulières. Elle doit être complète pour que le chirurgien ait toute sa liberté dans sa délicate besogne. Eu égard à la longueur de l'opération, la chloroformisation peut se prolonger pendant une et quelquefois deux heures. Le médecin chargé du chloroforme suit les diverses phases de l'opération, et dans les moments où le chirurgien ne fait rien de délicat, de dangereux, et surtout de douloureux, il peut suspendre l'action de l'anesthésique, se tenant prêt à renouveler cette action si cela est nécessaire.

Les premiers accidents de la chloroformisation sont le vomissement, puis la syncope. Celle-ci peut avoir lieu en pleine opération, et l'on conçoit quel trouble elle peut jeter dans un moment si grave; ou bien elle peut survenir alors que le chloroforme a été éloigné déjà.

Cet accident arriva à une opérée de M. Liégeois (Société de Chirurgie, 9 mars 1870), une heure après le début de l'opération; on avait cessé de donner du chloroforme depuis une minute environ quand le pouls disparut subitement. M. Liégeois soumit sa malade à un courant faradique en plaçant un pôle de la pile sur la joue gauche, l'autre sur le tibia droit. A peine le courant était-il établi qu'une convulsion générale parcourut le corps. Le doigt introduit dans la gorge détermina une respiration ; des aspersions d'eau froide, des percussions sur le corps, achevèrent de ranimer la malade.

On trouve la relation d'un cas plus grave dans la *Gazette hebdomadaire* (N° 12, 25 mars 1870), et qui fut suivi de mort. Le Dr Brotherston opérait d'un kyste de l'ovaire une jeune femme de 22 ans, chloroformisée. Tout à coup la malade est prise de vomissements subits et abondants, les yeux s'ouvrent, la face pâlit et la respiration, jusque là parfaitement intacte, semble arrêtée. La respiration artificielle est pratiquée, la langue attirée au dehors ; quelques inspirations profondes ont lieu, on croit la malade sauvée, mais elle retombe dans le collapsus et meurt.

M. Simpson, qui donnait le chloroforme lui-même à l'aide d'une simple compresse, et qui rapporte ce cas, veut que cette mort soit due à la syncope indépendamment du chloroforme, et il appuie son argumentation de neuf cas de mort survenue par syncope dans le cours d'opérations où les malades n'étaient pas chloroformisés. Nous nous contentons de rapporter sans commentaires le fait et l'opinion de Simpson, dont l'autorité est grande en pareille matière et qu'on doit prendre en considération venant d'une pareille source.

La chloroformisation, qui s'accompagne quelquefois de vomissements pendant son administration, en produit bien plus généralement quelques heures après ; on peut les observer même au bout de vingt-quatre heures. Le médecin en présence de cet accident ne doit pas oublier qu'il peut le rapporter au chloroforme et ne pas se laisser influencer par la pensée d'une péritonite brusquement établie. Il est difficile d'arrêter ces vomissements ; cependant on les calme avec quelques petits morceaux de glace et un peu d'eau de Seltz.

Dès que l'opération est achevée et que la malade est placée dans son lit, on lui fait prendre quelques cordiaux pour favoriser la réaction, et quand celle-ci est établie, on administre d'heure en heure une cuillerée de potion calmante.

Si la soif est vive, on accorde à l'opérée peu à la fois et souvent de la tisane de tilleul, de mauve ou autre, ou bien de la limonade, du bouillon, etc.

Fièvre traumatique. — Au bout d'un temps variable, mais généralement peu long, la fièvre apparaît, fièvre traumatique « largement motivée par le traumatisme, par l'impression produite sur l'économie subitement frappée et par l'éveil de toute une succession d'actes destinés à la réparation organique des tissus lésés. » (Chauffard, discours à l'Académie de médecine, juillet 1871.)

Cette fièvre, quand les suites de l'opération sont dégagées de tout accident, est médiocrement intense ; ses facteurs, pouls et température, variables à la vérité, sont compris, le premier entre 100 et 120 battements par minute, le second entre 38° et 39°.

Elle a de la rémittence le matin, de l'exacerbation le soir; quelquefois elle revêt le type intermittent (Observation I). Rarement elle s'accompagne de délire, et ne dure plus de quatre à six jours. On peut commencer à alimenter la malade dès qu'elle est tombée.

Certaines opérées extrêmement raisonnables, très-patientes, supportent avec courage et résignation toutes leurs souffrances. D'autres, plus nerveuses, plus susceptibles, s'inquiètent de la moindre chose. Les douleurs erratiques qui, à la suite d'une opération, s'emparent quelquefois d'un membre, de la cuisse le plus souvent, leur sont particulièrement pénibles. Quelques frictions légères avec un liniment chloroformé ou laudanisé suffisent à calmer leurs douleurs et surtout leur esprit.

D'autres fois, des douleurs lombaires rendent aux malades insupportable le décubitus dorsal, cependant nécessaire. On place alors sous les reins un linge plié en plusieurs doubles, un coussinet sur lequel puisse porter uniformément cette région. En certaines occasions, il suffit d'un léger déplacement d'un membre ou du corps lui-même pour obtenir un peu de sédation.

Pour remuer légèrement les malades, les relever dans leur lit, les soulever pour les mettre sur le bassin, nous recommandons spécialement l'emploi d'un drap-alèze, placé à demeure en travers du lit et sur lequel repose la malade, des fesses aux épaules. Deux personnes, placées de chaque côté du lit, et s'aidant des deux coins de cette alèze, soulèveront la malade en entier avec la plus grande facilité et lui feront exécuter tel mouvement désiré qu'on voudra, sans crainte de rien déranger dans les appareils de pansement.

Nous insistons sur ces petits détails, vulgaires chacun en particulier, et dont l'ensemble a une importance véritable.

On trouvera à l'article *Hygiène* ce qui est relatif aux soins diététiques.

Nous allons maintenant passer en revue quelques accidents pour les soins desquels le médecin a une véritable compétence; nous voulons parler de complications telles que la péritonite, l'infection purulente, le tétanos, l'érysipèle, le tympanite, la bronchite, etc.

Choc. — Lorsque les ovariotomisées meurent dans les vingt-quatre ou quarante-huit heures sans avoir présenté de réaction inflammatoire, on dit en France qu'il y a eu sidération du système nerveux, anéantissement des forces vitales, collapsus. Les Anglais expriment la même idée en disant qu'il y a eu *choc*. Mais par quel mécanisme se produit le collapsus ou le choc? Les malades ne succombent pas parce qu'elles ont perdu trop de sang; cette perte est quelquefois insignifiante. Il suffit qu'on ait ouvert l'abdomen, exposé à l'air les viscères; qu'on ait enlevé sans aucune difficulté une tumeur dépourvue d'adhérences, sectionné un pédicule long et effilé, refermé la paroi abdominale, en un mot, pratiqué une opération très-simple dans ces conditions, et voilà que la malade va s'éteindre rapidement, sans qu'on puisse arrêter les progrès de la mort.

L'épuisement nerveux est sans doute une cause à invoquer, mais nous aurions voulu trouver dans les auteurs le pourquoi et le comment de cet épuisement; leur silence est complet.

N'y aurait-il pas lieu cependant de chercher dans les troubles nerveux apportés par la section des branches du grand sympathique, une des causes qui amènent une mort si rapide? Puisque la présence de vers dans l'intestin provoque chez l'enfant des convulsions, que le début d'un accouchement s'accompagne d'éclampsie, et que ces accidents sont le résultat d'actions réflexes dont le point de départ est l'irritation des nerfs du grand sympathique, irritation transmise par eux à la moelle qui sert d'organe de réflexion, quels troubles ne doivent pas jeter dans l'économie les sections multiples pendant l'ovariotomie de ce nerf?

Tympanite. — La tympanite est l'accumulation de gaz dans l'intestin. Cette complication de l'ovariotomie présente une certaine importance pour plusieurs raisons. En elle-même elle fait souffrir les opérées, amène une distension des parois abdominales défavorable à la cicatrisation de la plaie, et peut quelquefois voiler ou provoquer l'apparition d'une péritonite partielle. Elle est une des conséquences de l'opération elle-même. On conçoit, en effet, que l'intestin exposé à l'air, touché, manié pendant l'opération, paralysé par l'emploi consécutif de l'opium, ait perdu une partie de ses propriétés d'absorption, et que les contractions péristaltiques n'aident plus à la circulation gazeuse.

La première indication à remplir en présence d'un semblable accident, consiste à chercher à expulser mécaniquement ces gaz accumulés. La sonde œsophagienne, une canule anale rendront de grands services.

De grands lavements pourront être rendus chargés de ces gaz dissous. Des poudres absorbantes : sous-nitrate de bismuth, craie préparée, etc., diminueront la tension intestinale. Le meilleur remède consistera dans le rétablissement naturel des fonctions de l'intestin. Si tous les remèdes employés viennent à échouer, il faut avoir recours à la ponction.

Péritonite. — L'accident le plus terrible assurément de l'ovariotomie est la péritonite. Cette affection, sur 150 cas de mort rapportés dans un tableau de Clay, amena 64 fois la mort, alors que le choc n'entre dans ce chiffre que pour 25.

Quand elle n'est que partielle, elle siége surtout dans le petit bassin, autour du pédicule, au niveau de la suture. Tous les efforts du médecin doivent tendre à l'empêcher de se généraliser.

Les fomentations, les cataplasmes émollients seront d'abord employés. Si l'on soupçonne que la phlegmasie du péritoine reconnaît pour cause une accumulation de liquide dans le petit bassin, il faut en faire l'extraction. On emploie, dans ce cas, une sonde armée d'un tube auquel on fixe un aspirateur. La ponction vaginale est également indiquée dans ce cas-là.

En même temps il faut avoir recours, soit aux purgations, soit aux lavements purgatifs. L'opium à l'intérieur rend de très-grands services.

Malheureusement la péritonite a beaucoup de tendance à se généraliser, et dès lors elle devient extrêmement difficile à guérir. La plupart des malades succombent dans une proportion effrayante.

Nous donnons ici un cas de mort par péritonite ; M. Boinet attribue uniquement à l'emploi d'un tube de verre à demeure l'apparition de cette phlegmasie.

OBSERVATION IV.

Ovariotomie pratiquée par M. Boinet dans la rue Oudinot, n° 4. — Emploi d'un tube de verre à demeure dans le petit bassin. — Péritonite. — Mort le neuvième jour.

(Observation personnelle.)

Il y a vingt ans que Mme W... est malade. Les diagnostics écrits les plus divers ont été portés sur son état dans ce long intervalle. Seuls, MM. Kœberlé et Boinet sont tombés d'accord : kyste uniloculaire compliqué d'ascite. Les ponctions palliatives ont été réitérées de plus en plus souvent dans ces derniers temps et sans résultat curatif.

De l'appendice xiphoïde au pubis, je mesure 60 centimètres quand madame W... est couchée, 54 quand elle est debout. En faisant le tour des reins et passant par l'ombilic, je trouve 1m,26 de circonférence.

L'opération pratiquée le 22 décembre 1868, à dix heures du matin, en présence de MM. Firmin, Chevalier, Guéniot, Simonot, Charrier, Robert, Bailly, se termine en une heure, ne présentant aucune difficulté sérieuse.

Première incision de 1^{m},06 sur la ligne blanche au-dessous de l'ombilic. Sortie du liquide ascitique, 11 kilogrammes.

La tumeur apparaît alors. L'opérateur introduit sa main dans l'abdomen et ne trouve que deux petites adhérences, qui sont liées et coupées aussitôt qu'on a agrandi l'incision abdominale de 1^{m},06.

L'ouverture totale est donc de 0^{m},12.

La ponction de la tumeur donne deux litres de liquide citrin légèrement poisseux, ressemblant à de l'huile d'olive.

La tumeur, saisie à l'aide de pinces-érigne, est attirée au dehors. Long pédicule; pose du clamp; section du pédicule; cautérisation. Ligatures; nettoyage du péritoine.

Occlusion abdominale : 4 fils d'argent forment la suture dans laquelle le péritoine est compris; 6 épingles pour la suture entortillée superficielle; une aiguille traverse le pédicule sous le clamp; aspiration du liquide ascitique restant.

Précautions prises avant l'opération :

Le 20, purgation avec le citrate de magnésie.

Le 21, repos et nourriture réconfortante.

Le 22 au matin, diète.

La malade est couchée sur le lit d'opération, enveloppée d'un long peignoir de flanelle, entourée de boules d'eau chaude.

La chloroformisation est faite avec ménagement, mais maintenue jusqu'à la complète extirpation de la tumeur et après la suture abdominale.

La malade revient à elle pendant qu'on renouvelle sa toilette. Elle est transportée dans un lit bien chaud où l'on a disposé une épaisse ceinture de flanelle qui, à l'aide de plusieurs doubles de feuilles de ouate, favorisera une douce contention de tout l'abdomen. On place à l'angle inférieur de la plaie et plongeant dans le petit bassin un tube de verre communiquant par un tube en caoutchouc avec un aspirateur disposé hors du lit.

De onze heures à midi, la malade, tout en conservant une excellente figure, pousse des soupirs de souffrance fréquemment répétés.

De onze heures à une heure et demie, la réaction s'opère d'une manière très-franche.

Le pouls, de petit qu'il était, est devenu fort et plein; la chaleur a beaucoup augmenté; une sueur chaude est répandue sur toute la surface du corps.

Elle a bu plusieurs cuillerées de madère, de bouillon et d'une potion calmante. Elle s'est un peu assoupie.

Elle nous a prié trois ou quatre fois de lui essuyer la figure et de la soulever un peu en passant notre main sous ses reins. Elle s'est plainte d'avoir mal à la cuisse; elle ne sentait pas son pied droit, puis pas sa main gauche; une seule fois elle nous a dit qu'elle souffrait à la matrice.

Elle a bu à petites gorgées et avec plaisir tout ce que nous lui avons présenté.

La figure est restée bonne, quoiqu'elle ait plusieurs fois respiré la souffrance : tantôt ce sont de petites grimaces qui font dévier le coin de la bouche, plisser la peau à hauteur des ailes du nez et du front; tantôt ce sont de véritables grincements de dents.

A trois heures, une cuillerée de potion; à trois heures et demie, du bouillon.

A quatre heures, potion; à quatre heures et demie, bouillon.

Visite de M. Boinet. — On enlève le tube à aspiration, d'où rien ne s'était écoulé d'ailleurs depuis le matin. On le nettoie et on le met de nouveau en place.

On sonde la malade. Belle urine normale.

A cinq heures, vomissement : un verre environ de matières liquides, mélange de toutes les boissons qu'elle a prises. Ce vomissement la soulage, dit-elle; mais au moment des efforts elle a ressenti une douleur vive dans le ventre; elle ne peut en préciser le siége.

A cinq heures et demie, eau sucrée à la fleur d'oranger.

A partir de six heures, fièvre; peau sèche, chaude; plaintes fréquentes; douleurs dans le côté, dans la cuisse droite, dans les intestins qu'elle sent remuer.

A six heures et demie, se plaint de manquer d'air. La peau est redevenue un peu moite.

De six heures et demie à sept heures et demie, beaucoup d'agitation; tremblement des lèvres.

De huit heures à huit heures et demie, léger sommeil.

A huit heures et demie, vomissement.

A neuf heures, pilule d'extrait thébaïque à 0 gr. 05; calme.

A onze heures, cathétérisme; sommeil jusqu'à minuit.

De une heure à six heures du matin, nouveau cathétérisme. Le pouls est un peu fréquent, mais petit. En somme, cette première nuit n'a pas été mauvaise, quoique la malade ait été agitée, tourmentée par les souffrances. Mais dans les moments de calme elle se trouve bien. Ce matin, elle a parlé de tout ce qui s'était passé depuis la veille.

Elle ne se plaint presque plus de sa jambe, beaucoup moins de la matrice. Les reins seuls la font crier de temps à autre.

Elle a pris quelques rares cuillerées de bouillon, de l'eau rougie de vin, un peu de limonade qu'elle préfère à tout.

De huit heures et demie à neuf heures, sommeil;

Pouls	maximum,	à 140.
—	moyen,	à 110.
—	minimum,	à 95.

23 décembre. — A dix heures, visite de M. Boinet. La plaie est pansée avec de la charpie imbibée d'alcool. Ventre très-souple. Vin de Champagne; eau de Sedlitz; glace; potion avec :

Sirop de fleurs d'oranger,	90 gr.
Extrait thébaïque,	0,15.
— d'aconit,	0,10.

Cathétérisme. Le seul contact de la sonde au méat urinaire provoque la miction. La malade est mise un peu sur le côté.

De dix heures à deux heures, sommeil calme.

A deux heures et demie, vomissement ayant suivi l'ingurgitation de la potion. Nous ne lui en donnerons plus. — Eau de Seltz et glace.

Un peu de fièvre. Pouls à 124.

De trois heures à trois heures et demie, sommeil calme.

Jusqu'à six heures, peau chaude; pouls fréquent et plein; deux mictions naturelles.

De six heures et demie à huit heures et demie, sommeil et calme. Eau de Seltz, glace et limonade.

A neuf heures, 1 pilule d'opium à 0 gr. 05.

Chaleur; légère sueur; 120 pulsations; légère trémulation des lèvres.

Nuit excellente : de neuf heures à neuf heures et demie, quelques plaintes.

De neuf heures et demie à minuit et demie, sommeil.

De quatre heures et demie à sept heures et demie, sommeil.

Dans l'intervalle de ces assoupissements, elle urine seule et laisse échapper quelques flatuosités.

Pouls au réveil, à 112.

24 décembre. — Visite de M. Boinet à neuf heures et demie. Ventre souple; pas de suppuration; plumasseau de charpie imbibé de vin aromatique pour pansement.

On enlève d'une manière définitive le tube à aspiration, qui n'a servi absolument à rien qu'à embarrasser et faire souffrir la malade.

On prescrit deux potages; tisane de chiendent sucrée et aiguisée de jus de citron. — 0 gr. 05 d'opium pour le soir.

Dans l'après-midi, la malade reçoit quelques visites; fatigue; fièvre; 120 pulsations jusqu'à dix heures du soir; sommeil de dix heures à une heure du matin; miction assez abondante, mais plus difficile; cathétérisme; évacuation de gaz par l'anus. Sommeil de cinq heures à huit heures; pouls au réveil, 112; changement d'alèze; flanelle laudanisée sur la cuisse douloureuse et sur l'estomac.

A huit heures, la figure respire le calme. La malade ne se plaint plus que des gaz qui circulent dans l'intestin.

A neuf heures et demie, visite de M. Boinet. Tout va bien. Lavement et même régime. Journée médiocrement bonne. La malade est tourmentée par les vents; quelques-uns la soulagent en s'échappant.

Fièvre de cinq heures à onze heures du soir: 120 pulsations; sommeil. Réveil à trois heures du matin; fièvre augmentée. Sommeil de nouveau ; réveil à six heures.

A huit heures, 136 pulsations.

La malade a bu beaucoup pendant la nuit; s'est plainte d'un mal dans le côté droit.

De sept heures du matin à huit heures, glace. A huit heures, calme.

25 décembre. — A neuf heures et demie, visite de M. Boinet. Le ventre est gonflé, douloureux, tendu. On ôte l'aiguille qui traverse le pédicule.

On prescrit un lavement purgatif à 25 gr. de sulfate de soude, et un verre de limonade purgative si le lavement reste sans effet.

Le lavement étant gardé pendant près d'une demi-heure sans être rendu, nous administrons la limonade purgative en trois doses, à dix minutes d'intervalle.

A onze heures, 128 pulsations.

De une heure à trois heures, la purgation opère ; quelques matières moulées d'abord, suivies de selles liquides. Pouls à 128.

A quatre heures, la fièvre continue. La malade crie beaucoup, ne sachant plus si elle doit rapporter à des vents ou à autre chose les douleurs qu'elle ressent dans le ventre.

A cinq heures, visite de MM. Boinet et Millardet. On enlève une épingle inférieure ; on introduit, par l'angle inférieur de la plaie, une sonde dirigée d'abord dans la fosse iliaque droite (côté douloureux qui fait mal à la pression) et dans le petit bassin. Il s'écoule alors par la sonde environ trois cuillerées de pus.

On prescrit : cataplasme laudanisé toutes les trois heures. La malade ne tarde pas à se calmer ; mais à six heures la fièvre redouble ; elle est prise d'un délire qui dure jusqu'à neuf heures. Le pouls devient petit ; la malade se refroidit. Le ventre, ballonné, est très-douloureux. Nous sommes en pleine péritonite. Nous portons un sinistre pronostic pour la nuit. Néanmoins, à neuf heures nous changeons son cataplasme ; nous faisons boire quelques cuillerées d'eau sucrée.

Tout à coup le pouls se relève, la chaleur revient, le délire cesse. La malade reprend toute sa connaissance, qu'elle garde jusqu'au matin. Elle dort une partie de la nuit, après avoir pris 0 gr. 08 d'opium. La malade a bu cette nuit moins abondamment, surtout avec moins d'avidité ; elle a transpiré beaucoup. Le pouls a passé par diverses alternatives de plénitude, de petitesse, de fréquence, de vibrance et de disparition.

Nous avons pratiqué le cathétérisme toutes les trois heures. Les gaz ne pouvant franchir l'anus, nous leur avons favorisé une issue en introduisant une sonde dans le rectum, manœuvre qui a beaucoup soulagé la patiente.

Sommeil de six heures à huit heures et demie du matin.

132 pulsations à la minute.

La malade se sent plus mal.

26 décembre. — Visite de M. Boinet à dix heures. Introduction d'une sonde dans l'angle inférieur de la plaie ; évacuation de pus. Injection au vin aromatique, à renouveler ce soir.

Même régime.

Journée passable ; nuit très-mauvaise. La péritonite se généralise ; les vomissements surviennent, fréquents, renouvelés, extrêmement fatigants pour l'opérée, qui, d'ailleurs, est dès lors condamnée.

Les quatre jours qui suivent conduisent la malade à ses derniers moments. Les accidents signalés s'aggravent de plus en plus. A tout instant on s'attend à voir la pauvre malade expirer ; mais ce n'est que le matin du neuvième jour qu'elle meurt, ayant perdu toute connaissance depuis quarante-huit heures.

Tétanos. — Les cas de tétanos à la suite d'ovariotomie sont assez rares; pourtant on en compte déjà un certain nombre. — M. Boinet vit une de ses malades mourir ainsi vers le huitième jour. M. Péan vit le même accident se produire pendant les grandes chaleurs, plus d'un mois après l'opération (Observation communiquée verbalement). M. Nélaton fut aussi témoin d'un pareil accident, de même que M. Murray Humphry.

Spencer Wells en cite trois cas dans sa pratique. Une de ses malades guérit par l'emploi du curare. Voici l'histoire de cette malade :

OBSERVATION V.

Opération pratiquée par M. Spencer Wells. — Guérison.

Observation résumée d'un cas de tétanos chez une ovariotomisée. *Gazette des hôpitaux* du 18 février 1865.

Femme âgée de 41 ans. Raideur dans les mâchoires quinze jours après l'opération. Prescription d'un liniment belladoné; la contracture augmente.

Soubresauts, contractures spasmodiques et néanmoins pouls bon, respiration normale. La malade est purgée deux fois avec l'huile de ricin et la térébenthine.

M. Spencer Wells songe à employer le curare ; il ne peut s'en procurer que quatre jours après le début des accidents. Tous les symptômes du tétanos apparaissaient : pouls entre 90 et 100.

Dix centigrammes de curare sont dissous dans 30 grammes d'eau distillée ; on applique 2 grammes de cette solution sur la plaie encore vive du pédicule ; trois heures après des convulsions reparaissent; alors on injecte sous la peau, à l'angle de la mâchoire, 20 gouttes de la solution. La malade est dans un état de résolution complète, très-alarmant. Le jour suivant elle est mieux; 2 grammes de la solution sont appliqués de nouveau sur la plaie de l'abdomen.

Le 6e jour la déglutition est possible.

La nuit suivante les dents sont serrées; on administre un purgatif avec l'huile de ricin et le calomel.

Le 8e jour les symptômes n'ont pas augmenté. On place un vésicatoire à la nuque, et on le panse avec la solution de curare.

Le 9e jour les muscles de l'abdomen sont très-tendus.

Le 10e jour, en avalant, la malade est prise de spasmes.

Le 11e jour elle est tout à fait bien; on cesse l'usage du curare; il en avait été administré 30 centigrammes.

Le 50e jour la malade était guérie.

L'observation la plus complète que nous ayons trouvée à propos de tétanos est rapportée par Stilling.

OBSERVATION VI.

Observation résumée d'un cas de tétanos, suivi de mort, chez une ovariotomisée. Tirée de *Die Extraperitoneal Methode der Ovariotomie* von B. Stilling in Cassel. (Berlin, 1868. — Traduction de M. A. d'Astre.)

Gros kyste uniloculaire de l'ovaire, compliqué d'une dégénération colloïde qui remplissait tout le petit bassin. — Maladie datant de 12 ans. — Ponctions répétées sept fois sans succès. — Ovariotomie. — Guérison imminente en apparence. — La mort survient au 12e jour après l'opération par trismus et tétanos partiel.

Jeanne Anschütz, 45 ans. — Enflure du ventre au printemps de 1864, sans que la menstruation fût irrégulière.

Première ponction en janvier 1865.

Deuxième, huit semaines après.

Troisième, encore huit semaines après.

Puis, après sept semaines, la quatrième ; puis six semaines, la cinquième ; puis cinq semaines, la sixième, et enfin la septième ponction, le 21 octobre, était nécessaire vingt-cinq jours après les précédentes.

Arrive à Cassel le 2 novembre 1865. C'est une grande femme maigre et pâle, d'une ossature et d'une musculature puissantes, dont la peau était déjà flétrie, les dents encore bonnes, la chevelure noire et épaisse ; toute sa personne respirait encore la force et l'énergie. Bien portante jusqu'à 20 ans, mariée à 23, mère de quatre enfants bien portants, dont le dernier né à douze ans de l'époque où nous la voyons. Veuve depuis dix ans, elle remarque l'enflure de son ventre pour la première fois au printemps de 1864. Les règles, jusque-là régulières, cessèrent dans l'hiver de 1864 à 1865 pendant une saison, et reparurent régulièrement plus tard. Au moment où elle consulte Stilling, les règles ont cessé depuis six semaines.

Opération le 6 novembre 1865, à midi.

Description de l'opération.

Plusieurs cathétérismes dans la journée, sommeil pendant la nuit.

7 novembre. — A neuf heures du matin, je trouve l'opérée dans un état très-satisfaisant. Bon visage comme avant l'opération ; pas de plaintes. La température de la peau est normale, le pouls à 90, la langue nette, la soif assez faible, pas d'appétit. Urine claire et transparente par cathétérisme.

Le 8. — A neuf heures du matin, je trouve la malade ayant tout à fait bonne apparence, mais ennuyée et ayant une toux sèche et brève. Le pouls battait 105. La peau était devenue sèche, la langue blanche ; l'urine du cathétérisme plus sombre et plus rare. Le ventre était plat, sans douleur à la pression.

Le 9. — L'opérée a bonne apparence. Elle ne se plaint d'aucune douleur dans le ventre ; cependant elle accuse de temps en temps des douleurs dans le haut des cuisses, tantôt à droite, tantôt à gauche, et lorsqu'on appuie.

Du 10 au 15 novembre, rien de particulier.

Le 15. — Son état s'était plutôt aggravé qu'amélioré. La faiblesse était plus grande, les traits plus altérés. La peau en sueur, le pouls à 140 et les respirations à 36 à la minute. La plaie a bon aspect; le pus sécrété est un peu moins sombre qu'auparavant. L'intestin était mou, un peu moins résistant que la veille. Il y a quelques flatuosités et des envies d'aller à la selle. Le même jour, à quatre heures et demie, l'état ne s'était pas amélioré. Le pouls était plus petit, la respiration accompagnée de râles muqueux; le reste comme le matin. L'opérée avait eu une garde-robe en petite quantité, mais de consistance normale. Elle se plaint de douleurs de constriction dans le cou, au-dessus du sternuum. Elle refuse dans le courant de la nuit de prendre toute nourriture ou boisson. Elle ne dort pas de toute la nuit; vers le matin seulement elle repose environ une demi-heure, à deux reprises. Elle a dans le courant de la nuit des garde-robes involontaires, d'une couleur jaune clair et comparable comme consistance à de la bouillie.

Le 16. — Le matin, la malade me paraît améliorée. La peau est chaude et dans son état habituel de sueur. Le pouls est plein, régulier, battant 114 à la minute, la respiration étant dans le même intervalle de 28. La malade avait le regard meilleur; mais ce n'était pas sans difficulté qu'elle pouvait prononcer quelques mots ou des phrases très-courtes. Elle ne pouvait pas éloigner les deux mâchoires l'une de l'autre : il y avait du frisson. Les muscles du cou et de la nuque étaient tendus et douloureux à chaque mouvement de la tête. Ce n'était qu'avec des efforts considérables de douleur que la malade pouvait amener la pointe de la langue entre ses deux lèvres. Autant que je pouvais le voir, la langue était humide et la pointe assez pure. L'opérée éprouvait encore cette impression de ne pouvoir parler, comme si toute la moitié supérieure de la poitrine était liée ensemble par un lien. Les respirations étaient tout à fait superficielles. Les inspirations profondes n'étaient pas possibles. Un état tétanique s'était emparé des muscles de la région sous-maxillaire, des muscles du cou et de la nuque, et de la plupart des muscles de la partie supérieure du thorax. L'opérée ne pouvait lever les bras, ni mettre sa main sur sa tête, parce que les muscles deltoïdes, etc., étaient affectés d'état tétanique. Tous ces muscles indiqués étaient durs et contractés. Le ventre était petit et mou, les anses intestinales peu apparentes ; le ventre tout entier sans douleur.

La plaie avait bon aspect, la matière sécrétée peu abondante et semblable au pus de bonne nature. L'urine colorée. La toux disparue depuis que la malade, dans la nuit précédente, avait expectoré une grande quantité de crachats. La soif était vive, l'appétit nul.

De ces circonstances réunies, il résultait que les difficultés de la déglutition apparues la veille n'étaient pas une conséquence du traitement par la morphine, mais le commencement d'un état tétanique. Mais comment cet état tétanique s'était-il produit ? Cela pouvait se laisser présumer, mais non se déterminer avec évidence. Il me paraissait vraisemblable que, dans la partie supérieure de la moelle épinière, dans le bulbe ou dans une partie du pont de varole il s'était produit une altération pathologique qui atteignait les racines des nerfs moteurs et produisait le tétanos dans les muscles correspondants. Mais ne pouvait-il pas y avoir un abcès métastatique du système nerveux central provenant de la plaie? Ne pouvait-il y avoir une embolie dans la moelle allongée? J'avoue que je ne me faisais pas une opinion suffisante sur les causes et la pathogénie du trismus et du tétanos partiel. Le plus vraisemblable était qu'il y avait eu infection du sang, transport de la matière infectante par les veines utérines jusque dans les parties supérieures du système nerveux.

Il n'était pas facile de déterminer quel traitement il fallait désormais instituer. La faiblesse de la malade ne permettait pas les narcotiques, opium ou curare. La plaie interdisait l'usage des bains chauds. La respiration plusieurs fois avait paru gênée, et mes collègues ayant voulu faire sortir la langue de la bouche trouvèrent les mâchoires tellement serrées qu'ils durent y renoncer. Je m'arrêtai au sulfate de quinine.

Dans le courant de l'après-midi, la malade dormit deux heures en deux fois. Vers une heure, le pouls battait 136, la respiration 28 par minute. Des selles involontaires jaunes ayant la consistance de la bouillie. Pas de changement dans le trismus.

La dernière aiguille fut retirée ce jour-là. La peau était en état ordinaire de sueur. A quatre heures, le pouls était à 130, la respiration à 30.

Le soir, la malade dormit encore une heure pleine. Je vis de nouveau la malade à neuf heures du soir, et la raideur dans les muscles du dos et de la nuque me parut diminuée; mais la difficulté de la déglution et de la respiration était augmentée. Sur mes prières instantes, la malade s'était assise droite sur son lit pour boire.

Lorsque je voulus renouveler le pansement, je le trouvai baigné de sang qui ruisselait. Évidemment la malade avait, dans ses mouvements, plus ou moins détruit les nouvelles adhérences. Elle avait perdu trois à quatre onces de sang. Je ne pouvais déterminer si le sang venait de quelque gros vaisseau de la base de l'ovaire. Je ne pouvais pas, dans la crainte de provoquer une nouvelle hémorrhagie, chercher les caillots dans le fond de la plaie : je me contentai de remplir la plaie avec de la charpie et recommandai le plus grand repos.

Je fis une nouvelle injection sous cutanée de quinine et recommandai de soutenir autant que possible la malade avec du bouillon. La malade passa la nuit sans sommeil.

Le 17 novembre. — A neuf heures du matin, la malade avait le même aspect que la veille au soir. L'intelligence tout à fait libre; pas de changement dans le trismus. L'état tétanique des muscles du cou et de la partie supérieure du tronc comme la veille. Le pouls battait 140 à la minute; il y avait 36 respirations; mais le pouls était petit et mou; le visage abattu. La plaie avait bon aspect. Pas de nouvelle hémorrhagie. Le ventre était mou, sans douleur. L'urine était colorée, foncée, mais rare. La peau dans une moiteur régulière. La soif était grande.

La malade avala, avec la plus grande difficulté, quelques cuillerées à thé pleines d'eau.

Elle refusait le bouillon et le vin. Je fis faire des frictions d'huile de jusquiame sur le cou et le dos. Le fils aîné de l'opérée, qui était arrivé pour voir encore une fois sa mère mourante, fut accueilli avec joie par celle-ci. Elle prit sa main, la serra avec force, l'embrassa. et après deux heures, elle mourut sans aucune agonie, tout à fait tranquille.

Quatre heures après, je pratiquai l'autopsie, laquelle ne m'apprend absolument rien.

Stilling n'eut pas de succès avec le sulfate de quinine ; Spencer Wells fut plus heureux avec le curare. Est-ce à dire que le traitement par le curare eût sauvé la malade de Stilling? Nous l'ignorons, mais nous ne le pensons pas. On a guéri le tétanos avec une infinité de remèdes, et la raison en est que tous les tétanos ne se ressemblent pas. Dans le tétanos aigu, la règle est la mort. Le tétanos qui passe à l'état chronique peut guérir sans aucun traitement ou par les traitements les plus divers : opium, bromure de potassium, adnicotine, curare, belladone, etc.

Dans ces derniers temps, lorsque parut sur la scène médicale l'hydrate de chloral, on essaya son emploi dans le tétanos, et M. Verneuil, à la suite d'un premier succès obtenu, fit présenter à l'Académie des sciences une note sur ce sujet. M. Nélaton y fit la réponse suivante : « Le tétanos est une de ces affections que l'on a vu guérir par toutes les méthodes et qui par contre ont résisté à tous les moyens de traitement... Un seul fait étant cité par M. Verneuil, sa communication pourra paraître prématurée. »

En effet, le chloral ne devait pas réaliser les espérances qu'avait mises dans ses vertus M. le professeur Verneuil. Deux cas de tétanos dont l'un à marche rapide, observé par

M. Le Fort (Société de chirurgie, 4 mai 1870) et traité par le chloral, l'autre à marche lente (condition éminemment favorable) observé par M. Guyon (Société de chirurgie, 4 mai 1870) et traité de la même façon, furent peu de temps après suivis de mort.

Le chloral peut rendre de très-grands services, mais on ne doit pas le regarder comme un agent sur l'efficacité duquel on soit en droit de compter d'une façon absolue.

Il nous resterait encore à parler de l'infection purulente après l'ovariotomie. La règle est la mort, quelles que soient les précautions prises ; nous ne pourrions, à propos de ce terrible accident, que nous étendre sur les causes et le mécanisme de cette complication : ce serait sortir de notre sujet, et d'ailleurs le débat qui a lieu en ce moment à l'Académie de médecine sur ce grave sujet nous fait un devoir de garder sur cette question une prudente réserve.

La bronchite, dans le cours du traitement des ovariotomisées, doit être soignée dès son début avec la plus grande attention. M. Péan, nous l'avons déjà dit, a vu se produire une éventration sous l'influence d'un accès de toux, mais heureusement cette nouvelle complication n'a pas empêché la malade de guérir parfaitement. Nous ne citerons que pour mémoire l'érysipèle, la pneumonie hypostatique, le muguet, dont les exemples sont très-rares, et qui ne demandent pas de soins spéciaux dans les cas d'ovariotomie.

CHAPITRE III

Soins hygiéniques.

Où faut-il pratiquer l'ovariotomie?

La nécessité de choisir convenablement le lieu d'une opération, est une condition dont l'importance a été si souvent signalée, qu'on ne nous verra pas avec étonnement commencer ce chapitre par la question qui précède. Aussi bien a-t-elle été le sujet d'assez graves débats, pour que nous y fassions allusion.

Au 31 mars 1867, M. Boinet imprimait dans son livre un tableau statistique des ovariotomies pratiquées en France jusqu'à ce jour. Il en comptait 95.

En les rangeant par catégories, nous arrivons à ce résultat, que sur ces 95 opérations :

58 pratiquées en province avaient donné 35 succès et 23 morts ;

17 pratiquées dans la banlieue de Paris avaient donné 8 succès et 10 morts;

Et 20 pratiquées à Paris avaient donné 1 succès et 19 morts.

Dans les années qui s'écoulèrent de 1859 à 1864 et 1865,

les chirurgiens, frappés des succès de la province, et principalement de M. Kœberlé à Strasbourg, frappés également des insuccès obtenus à Paris, se demandèrent si, pareillement à ce qui se passait dans les hôpitaux pour l'opération césarienne, on ne devait pas renoncer à la pratique de l'ovariotomie dans Paris même. Cette manière de voir paraissait d'autant plus logique que les mêmes opérateurs qui n'avaient pas réussi dans l'intérieur de la ville avaient été heureux dans leurs opérations dès qu'ils s'en étaient éloignés de quelques lieues.

D'autres chirurgiens, voyant M. Kœberlé opérer avec succès les Allemandes, et Spencer Wells obtenir avec les Anglaises d'heureux résultats, cherchèrent à expliquer les insuccès parisiens par une question de race. Pouvait-on avec quelque raison faire entrer en ligne de compte cette dernière considération?

Quoi qu'il en soit, les chirurgiens de Paris ayant probablement mieux étudié les conditions favorables à l'ovariotomie, ayant porté des diagnostics plus exacts et plus complets, s'étant montrés plus réservés à l'endroit des cas difficiles, il arriva que les cas de guérison se multiplièrent bien vite, si bien qu'en 1869 M. Péan faisait paraître un mémoire avec ce titre : *L'ovariotomie peut-elle être faite à Paris avec des chances favorables de succès?*

Il répondait à sa propre interrogation en donnant dix observations d'ovariotomie dans lesquelles on comptait huit guérisons et deux morts.

Si l'on joint à ces succès les nombreux cas de guérison obtenus depuis dix ans à Paris par MM. Nélaton, Boinet, Labbé, Liégeois, Demarquay, Anger, etc., on peut regarder comme complétement résolu le problème de l'ovariotomie à Paris.

Il y a cependant une distinction capitale à faire : à Paris peut-on impunément opérer dans les hôpitaux comme en ville ?

En reprenant la statistique citée précédemment, on trouve que onze ovariotomies pratiquées dans divers hôpitaux de Paris ont été suivies de onze morts.

Depuis, plusieurs tentatives ont été faites, et nous ne savons pas que nulle part on ait pu enregistrer un seul succès.

En résumé, l'ovariotomie se pratique à Paris avec presque autant de succès qu'en province, mais elle doit être proscrite dans les hôpitaux (1).

Ceci posé, est-il indifférent d'opérer à Paris dans un quartier comme dans un autre, dans une rue, à un étage, dans un appartement quelconques ?

M. Péan, sans poser la question, la résout cependant par l'affirmative dans son mémoire où une seule idée dominait, la possibilité des succès en ovariotomie à Paris, et où il a été entraîné à prouver plus de choses qu'il n'en voulait démontrer. Ainsi chacune de ses observations est suivie invariablement de réflexions où il montre que l'ovariotomie a réussi

1. M. le professeur Raynaud, trouvant notrepro positoin trop absolue, nous a cité un cas d'ovariotomie ayant été suivi de succès dans un hôpital. Nous connaissions ce cas, qui n'infirme en rien notre manière de voir : la malade dont il s'agit a été opérée par M. Panas, assisté de M. Boinet, *non pas dans les salles de l'hôpital Saint-Louis,* mais bien dans une baraque isolée construite dans une cour de cet hôpital.

non-seulement à Paris, mais à Paris avec les conditions hygiéniques les plus défavorables. Assurément, c'est une pensée consolante pour les pauvres gens qu'il ne leur est pas besoin pour guérir d'appartements bien situés, bien aérés, éloignés des bruits perpétuels de la capitale, situés à proximité des jardins, ces grands réservoirs d'air et d'oxygène à Paris ; mais nous n'oserions jamais ne pas conseiller à une personne qui en aurait les moyens, de ne pas changer d'appartement, si le sien ne renfermait pas les conditions plus haut énoncées. Il n'y a pas jusqu'à l'orientation de la chambre de l'opérée dont nous ne voudrions tenir compte, orientation qu'il faudrait modifier suivant la saison, de manière à préserver la malade d'une trop grande chaleur en été et d'une température trop glaciale en hiver. Nous savons bien que, sans tenir compte de ce qui se passe au dehors, on doit maintenir l'appartement de l'opérée à une température douce de 18 à 20 degrés, et c'est précisément pour arriver facilement à garder cet équilibre que nous choisirions un appartement qui regarderait au midi en hiver et au nord en été.

Notons encore, qu'il faut prendre garde à ne pas opérer dans un appartement où une malade a été atteinte précédemment d'accidents tels que : infection purulente, manifestations diphtéritiques, etc. Nous avons vu rue Oudinot n° 4, une malade de M. Demarquay (voir plus haut obs. III) qui fut atteinte de muguet et de manifestations diphtéritiques; deux mois après, une opérée de M. Boinet (voir plus bas obs. IX) fut prise des mêmes accidents dans le même local.

Outre ces conditions générales, il en est d'autres qui sont ordinairement observées.

Bains. — Purgation. — Toilette. — Aération. — Soins diatétiques.

Avant l'opération, on a coutume de faire habiter à la malade la chambre d'opération, afin qu'elle s'habitue avec les objets qu'elle renferme et qu'elle s'accoutume à l'air qu'on y respire.

Dans les quarante-huit dernières heures on prend la précaution de purger la malade, afin d'éviter les efforts physiologiques qui pourraient accompagner la défécation dans les jours qui suivent l'opération, et où il est si important que les parois abdominales gardent des rapports constants avec le reste du tronc.

Pour favoriser et régulariser les fonctions de la peau, un bain est également administré la veille ou l'avant-veille.

Pendant toutes les opérations, les malades se refroidissent d'une façon considérable ; cette déperdition de calorique, la perte du sang, l'affaissement du système nerveux qui s'ensuit, doivent faire une règle de maintenir la température élevée, d'entourer la malade de peignoirs de laine et de boules d'eau chaude.

La toilette de l'opérée, quand elle est placée dans son lit de repos, doit être également soignée. Entourée d'un nouveau peignoir de laine, on doit avoir préalablement bassiné son lit, dont les couvertures médiocrement lourdes doivent être aussi chaudes que possibles. Un édredon et des boules d'eau chaude ne doivent pas quitter les pieds.

Tout en maintenant la chambre à une température élevée, il faut avoir soin de renouveler l'air de la pièce, soit en établissant de temps en temps de rapides courants d'air, soit en activant le feu de la cheminée dont le tirage aura bientôt rempli cette condition.

Quelles boissons donner aux opérées? En dehors de celles qui sont prescrites à un point de vue médical, il faut consulter le goût de la malade.

Certaines femmes sont, à ce sujet, très-capricieuses : il faut remplacer une infusion par une autre, puis revenir à la première ; il faut autant que possible respecter cette bizarrerie de goûts.

Pendant la réaction, la soif est en général assez vive, et l'eau froide est demandée toujours : on peut la remplacer avec avantage par de petits morceaux de glace.

Peu de malades pensent à manger avant le quatrième ou le cinquième jour. Si ce désir n'est pas le produit d'une imagination en délire, il ne faut pas craindre d'alimenter l'opérée, en commençant par de petits potages légers, pour revenir à des choses plus réconfortantes : œufs à la neige, œufs brouillés au jus, ailes de poulets, noix de côtelettes, etc.

Les soins de propreté ne seront pas négligés. Chaque matin, on lavera la figure et les mains. Deux ou trois fois le jour, on nettoiera les parties génitales avec de l'eau fraîche ; on profitera pour le faire des moments où l'on vient de pratiquer le cathétérisme.

Tous ces petits détails ont leur importance, car ils procurent aux opérées un soulagement, un bien-être dont elles savent un gré infini.

Rarement on est obligé de pratiquer le cathétérisme pendant plus de trois jours de suite, à moins que les opérées n'aillent mal. Si la guérison marche bien et que les malades urinent seules, il faut avoir soin de ne pas laisser accumuler une grande quantité d'urine dans leur vessie. On les engage à uriner plusieurs fois dans les vingt-quatre heures pour empêcher une trop grande distension de la vessie.

Enfin, si les garde-robes naturelles tardent à venir, on doit les provoquer à l'aide de lavements.

Le moment du lever préoccupe longtemps à l'avance les opérées qui ont le bonheur de voir arriver leur convalescence. En général, on commence par faire un changement de lit vers le cinquième ou le sixième jour; mais on ne doit le quitter pour le fauteuil que vers le vingtième jour. Une demi-heure le matin et le soir de fauteuil suffisent en commençant. Le temps du lever augmente progressivement, puis on essaye d'une promenade dans la chambre en s'appuyant sur deux personnes; puis la promenade se prolonge jusque dans le jardin s'il y en a un dans la maison. Enfin, le quarantième jour, la convalescence est terminée et l'opérée peut être abandonnée à elle-même.

CHAPITRE IV

Soins moraux.

Pour écrire avec l'autorité qu'il réclame un pareil chapitre, il faudrait réunir à l'expérience d'un vieux praticien la plume d'un littérateur consommé ; aucun sujet ne prêterait, en effet, davantage à la forme sentimentale et à l'ampleur des développements.

Soigner l'esprit, l'âme, n'est pas du seul ressort du médecin ; c'est un art que tout le monde peut cultiver avec succès, pourvu qu'on le pratique avec cœur. Cette thérapeutique morale ne peut se réduire en formules ; elle ne peut s'écrire à l'avance dans un livre ; à peine peut-on en tracer quelques règles générales. Il faut en chercher le secret pour les cas particuliers, chacun dans les ressources de son esprit et de son cœur.

Le médecin doit surtout, par son caractère, par son autorité, par son tact, exercer sur ses malades une grande influence morale. Est-ce à dire qu'il en pourra tirer un parti sérieux au point de vue de la guérison? Nous n'avons pas la pensée de vouloir ni établir ni déterminer la part qui pourrait revenir aux soins moraux dans le succès d'une cure. L'influence du moral sur le physique et du physique sur le moral est une vérité vieille comme le monde, et, sans avoir fait de Cabanis une étude approfondie, on peut facilement en reconnaître l'évidence ; pour cela il suffit de regarder avec les yeux d'un observateur. En dehors des soucis de la vie extérieure, quel est l'homme qui ne se sent l'esprit libre, dégagé, le cœur gai et content, quand il jouit d'une bonne santé ? Quel est, au contraire, celui d'entre nous qui ne soit pas envahi par la tristesse, la mélancolie, l'abattement, quand il est malade ? Quand on a payé soi-même son tribut à la maladie, ou qu'on a vu les siens en proie à la douleur physique, ne faut-il pas fermer les yeux à la réalité des faits, pour ne pas s'apercevoir que la visite d'un ami, une parole consolante, une bonne nouvelle semblent raffermir une santé chancelante ? Nous le répétons, notre intention n'est pas de prouver qu'on peut élever à la hauteur d'un traitement curatif l'influence morale, nous croyons seulement qu'il faut en tenir compte, ne serait-ce qu'au point de vue de l'humanité.

Si quelque critique malin s'apitoyait sur cette manière de voir, nous lui répondrions, que nous sommes convaincu, qu'il n'avouerait pas à tous ses malades le genre de traitement qu'il emploie lui-même à leur égard, quand il les traite par l'expectation, que certainement il fait souvent de la thérapeutique morale, mais comme M. Jourdain faisait de la prose, sans le savoir, et qu'enfin si le traitement moral ne fait pas de bien, on est certain qu'il ne fait pas de mal.

Quoi qu'il en soit, l'influence morale nous paraît être un point qu'on ne doit pas négliger dans l'ovariotomie. A qui s'adresse, en effet, cette opération ? A de malheureuses femmes nerveuses, pour la plupart hystériques, partant à l'imagination romanesque, trop souvent mal réglée.

Songez à la grandeur du courage que doivent déployer

ces pauvres victimes, pour qu'elles laissent tenter sur elles une des plus effroyables opérations de la chirurgie.

Le courage n'est pas toujours de longue durée, il faut le faire naître s'il est absent, le soutenir s'il faiblit, et l'on sait s'il y a des raisons pour qu'il ne soit pas constamment à la hauteur de la situation.

Il n'est pas toujours commode d'annoncer à une malade que, pour la guérir, on doit pratiquer sur elle une opération, qui consiste tout simplement à lui ouvrir le ventre. Le chirurgien qui irait ainsi droit au but, sans mettre plus de tempérament dans son langage, jetterait dans l'esprit des malades un trouble si naturel, que pas une ne consentirait à se mettre entre ses mains. Mais, qu'après quelques précautions oratoires on parle d'une opération, qu'on rassure les malades sur ses suites, qu'on cite telle dame qui avait la même maladie et qui a guéri; qu'on parle des bienfaits de la chloroformisation, de la douleur absente, de la brièveté du temps de la convalescence, et une femme qui aurait fui au seul mot d'ovariotomie, viendra supplier le médecin de la débarrasser au plus vite.

Il arrive qu'au moment suprême la malade hésite, montre quelque défaillance; cela n'arrivera pas si l'on a soin de supprimer toute mise en scène.

Le lit d'opération préparé, l'opérateur seul, avec l'aide, qui devra ne plus quitter l'opérée, y feront placer la malade. Pendant ce temps, dans une pièce voisine, tous les instruments seront rangés sur une table, prêts à être apportés en bloc au moment convenable. Il en sera de même des éponges, des vases, des seaux qui serviront à recueillir les liquides.

Les autres aides n'entreront à leur tour que lorsque la patiente sera sous l'influence du chloroforme.

Le médecin qui sera chargé de son administration, pourra sans inconvénient faire parler la malade de temps en temps; si elle éprouve un peu de suffocation, il l'engagera à respirer mieux, comme si elle avait un bouquet sous le nez, Velpeau ne manquait jamais de faire cette comparaison : quand on voit que la parole s'embarrasse, et que la malade a passé par les différentes périodes d'étonnement, d'excitation et de résolution, on laisse la place au chirurgien.

L'opération est quelquefois plus longue qu'on n'a pensé; on a trouvé des complications imprévues; on ne peut tenir plus longtemps la malade sous le chloroforme; elle revient à elle, pousse des gémissements. Elle s'exhale en plaintes, en récriminations quelquefois. Qu'on lui parle alors avec une grande douceur : on lui dira que l'opération va être terminée, que tout va bien; on détournera son attention par quelques questions adroites dans les moments douloureux.

L'opération terminée, l'aide à qui la malade va être confiée ne doit plus la quitter; il faut que la malade sache qu'elle a près d'elle un médecin qui ne l'abandonnera pas un seul instant.

Jusqu'au jour où tout danger aura disparu, on doit, autant que possible, veiller à ce que la plus grande tranquillité règne dans la chambre de l'opérée. Il faut parler à voix basse, renvoyer impitoyablement toutes les visites, qui pourraient amener de l'émotion, de la fatigue, de l'agitation.

Si les opérées éprouvent le besoin de parler un peu, quelles que soient leurs idées, leurs opinions, il faut les entendre avec calme, les caresser même avec elles. Le sujet de conversation qui revient le plus souvent est celui de la guérison, du temps prochain de la convalescence, de la joie des premières sorties. Il est facile au médecin de faire à leurs yeux briller le prisme de ce bonheur. Quelle que soit l'issue probable de l'opération, le médecin ne doit pas laisser un instant soupçonner qu'il est inquiet. Qu'il sache bien qu'il est guetté, surveillé, et qu'on saura interpréter un geste, un regard, une parole. Si les symptômes s'aggravent et que la malade s'en aperçoive, il n'est pas difficile de leur trouver une explication rassurante.

C'est surtout dans le cas où la malade est condamnée, que le médecin est appelé à avoir recours à toutes les ressources de son esprit, de son cœur, pour soutenir le moral de ses opérées, et faire en sorte qu'aux souffrances physiques ne viennent pas s'ajouter les angoisses morales.

Le rôle du médecin étant terminé, il reste pour l'homme un devoir d'humanité à remplir, et il ne doit pas y faillir.

On se convaincra de l'importance de ces considérations, par la lecture des deux observations suivantes, placées, par antithèse et avec intention, en regard l'une de l'autre. Elles nous dispenseront de commentaires plus étendus.

OBSERVATION VII.

Ovariotomie pratiquée par M. Boinet chez une jeune femme de 28 ans. Cancer et kyste de l'ovaire. — Mort 20 heures après l'opération.

(Observation personnelle.)

Madame G..., malade depuis cinq ans, avait usé de tous les remèdes de la médecine, quand elle vint supplier M. Boinet de mettre un terme à ses souffrances par une opération radicale.

Le cas était des plus mauvais ; plusieurs ponctions n'avaient pas réussi à diminuer beaucoup le volume du ventre; on avait affaire à un kyste multiloculaire ; il y avait certainement de nombreuses adhérences. Plusieurs médecins furent appelés en consultation; on ne cacha pas à cette dame la gravité de son état et surtout la gravité d'une opération. On lui proposa d'attendre encore; mais elle était jeune, riche, elle adorait son mari et sa famille; elle sentait la vie lui échapper et elle voulait vivre; elle insista tant et si bien auprès de M. Boinet qu'il se décida à tenter l'opération, tout en nous manifestant toute sa répugnance pour cette tentative.

La malade habitait Saint-Mandé. C'est là qu'elle fut opérée le 23 décembre 1867, à dix heures du matin, en présence de MM. Péan, Ed. Cruveilhier, Firmin, un médecin de la localité, Robert, Foucault, Bailly.

La malade était profondément cachectique, très-nerveuse en même temps; il fallait lui administrer le chloroforme avec la plus grande prudence. Tous les instruments avaient été préparés dans un appartement voisin; l'opérée n'avait vu que M. Boinet et la personne chargée de la chloroformisation.

La malade ayant perdu connaissance, tout fut mis en place et les rôles furent distribués. On pratique l'incision habituelle sur la ligne blanche; arrivé sur le péritoine, on s'aperçoit qu'il adhère en avant à la tumeur; celle-ci est ponctionnée; on obtient peu de liquide, une sorte de bouillie grisâtre s'échappe d'une ou deux poches. L'opérateur sépare avec précaution le péritoine de la tumeur, qui est bientôt libre en avant; mais en arrière les adhérences paraissent plus intimes avec les intestins. Pour diminuer le volume de la tumeur que les ponctions ont fort peu réduite, on en enlève une portion; on tombe sur un tissu lardacé dur, criant sous le scalpel, laissant suinter par la pression d'une lame de bistouri le liquide connu du cancer.

Ceci fait, on s'aperçoit que la tumeur tient à tous les organes du petit bassin par de petites brides, et des adhérences en plaque. Avec des précautions infinies on sépare la tumeur des anses intestinales, puis du fond de l'utérus, puis des parois mêmes du petit bassin, puis enfin de la vessie, qui se trouve à un moment perforée.

Enfin, au bout d'une heure et demie, l'opération s'achève

après des difficultés inouïes, la plupart fort habilement surmontées.

On fait la toilette du péritoine, singulièrement endommagé ; on remet les organes en place, et on ferme la plaie par les deux sutures habituelles.

On reporte la malade dans un lit préparé dans une chambre voisine. On lui donne des cordiaux : bouillon, vin de Malaga et de Madère. Elle revient à elle petit à petit; elle est d'une faiblesse extrême; elle éprouve une grande joie quand elle apprend que toute la tumeur a été enlevée. Hélas! elle ignore à quel prix.

Je lui recommande le silence et le calme les plus absolus. Je lui dis que je vais rester auprès d'elle, que je ne la quitterai plus jusqu'à son entière guérison. Elle me remercie avec effusion, me serre la main en me disant qu'elle observera toutes mes prescriptions.

Je m'installe dans sa chambre en compagnie de deux garde-malades chargées d'exécuter mes moindres ordres.

J'avoue que ma perplexité était grande. On n'avait pas dissimulé aux parents de la jeune femme toute la gravité de son état et le peu d'espoir qui nous restait, même la tumeur étant enlevée.

Néanmoins il semblait à ces pauvres parents que la vie ne devait pas s'échapper si vite d'une femme encore jeune et tendrement aimée. Je les abandonnai à leurs illusions, leur recommandant, quoi qu'il arrivât, de dissimuler à l'opérée leurs émotions, de ne venir auprès d'elle que le sourire aux lèvres et de lui parler le moins possible.

Je me proposais simplement par ces mesures d'épargner à cette pauvre jeune femme les terribles émotions qui assaillent généralement la personne qui s'aperçoit qu'elle va mourir. Cela convint d'autant plus à la famille que toutes ces précautions leur paraissaient devoir empêcher de se rompre le dernier fil auquel était suspendu la vie de la jeune femme, et que d'ailleurs elle avait, pour affermir son courage, rempli la veille ses devoirs de bonne chrétienne et de fervente catholique.

L'après-midi se passe assez bien; je donne à boire à la malade toutes les demi-heures un peu de bouillon, de vieux vin, d'infusion de mauve, etc. Je pratique plusieurs fois le cathétérisme. Le soir, j'applique un cataplasme laudanisé sur le ventre déjà douloureux; j'administre une pilule d'opium de 5 centigrammes. Sur le matin, il y a un peu de sommeil; mais dès huit heures il n'est plus douteux que la malade s'affaiblit considérablement; elle m'en fait la remarque : « Ce n'est rien, lui dis-je, je préfère la faiblesse à la fièvre et vous n'avez pas de fièvre. — Pas de fièvre, » répète-t-elle tout bas, et elle sourit comme pour me remercier de ce qu'elle n'éprouve pas ce symptôme qu'elle redoutait beaucoup avant l'opération.

A dix heures, les extrémités se refroidissent, le pouls baisse; la malade, dont la voix est encore forte cependant, m'appelle pour me dire qu'elle a senti un instant sa vue se troubler; je la rassure en lui disant que cela n'a rien d'inquiétant, que tout cela tient à sa faiblesse, qui deviendra peut-être encore plus grande, et dont elle ne doit pas se préoccuper, parce qu'à cette faiblesse succédera un retour vers les forces.

J'achevais à peine ces mots, qu'une parole imprudente d'une des garde-malades rappelle notre pauvre opérée à la triste réalité.

« Vous m'avez trompée, docteur, dit-elle en me prenant la main, mais je vous pardonne. » De ma vie je n'oublierai le frisson qui me traversa de la tête aux pieds, en recevant en pleine poitrine ce reproche d'une mourante. Je n'eus pas, hélas ! le temps de réparer la maladresse de l'infirmière : une angoisse horrible se peignit sur la figure de la pauvre malade; sa poitrine se souleva avec effort, elle demanda de l'air, tomba en syncope et rendit le dernier soupir.

Évidemment ses heures étaient comptées, mais cette terminaison si brusque pouvait s'éviter, et je suis convaincu que l'effet moral eut une large part dans la rapidité de cette mort.

OBSERVATION VIII.

Ovariotomie pratiquée par M. Boinet chez une demoiselle de 24 ans. Adhérences généralisées. — Mort 52 heures après l'opération.

(Observation personnelle.)

Mademoiselle Louise de K..., peintre de talent, était âgée de 24 ans quand elle réclama les soins de M. Boinet. Elle portait un énorme kyste longtemps traité par le médecin du pays. Pendant la dernière année, des accidents fébriles étaient survenus; au malaise avait succédé un véritable état maladif, s'accompagnant de perte d'appétit, d'insomnie, de douleurs sourdes dans le ventre, etc.; puis elle était tombée dans le marasme. Elle consulta d'abord M. Péan, qui refusa de l'opérer, puis elle essuya le même refus de la part de M. Boinet.

L'état de la malade ne faisant que s'aggraver, son oncle, qui lui était très-attaché (et de qui je tiens ces détails, avoués seulement un an après la mort de la malade), son oncle, dis-je, qui croyait au spiritisme, alla demander conseil à un médium.

Il faut une opération, répondit l'oracle.

Dès lors, on ne laissa à M. Boinet ni trève, ni repos, qu'il n'eût consenti à une tentative d'opération. Il était loin de se douter du motif, qu'il ignore encore au moment où j'écris ces lignes, et qui poussait la malade et ses parents à implorer, à exiger même, son concours chirurgical.

Après avoir prévenu les parents de la jeune fille de tout ce qu'il y avait de dangereux dans son entreprise, il résolut néanmoins d'opérer Mlle de K..., et il pratiqua sur elle l'ovariotomie, à l'abbaye de Vaux-de-Cernay, le vendredi 13 août 1869. Le quantième et le jour n'effrayèrent en rien la famille, qui avait toute confiance dans l'habileté opératoire de M. Boinet, mais qui lisait avec une conviction profonde, dans la parole du médecin, un pronostic bien différent de celui du chirurgien.

A l'opération étaient présents MM. Péan, Joanne, Bailly et le médecin du pays.

L'extirpation du kyste fut des plus pénibles; il fallut plus de deux heures pour le débarrasser des nombreuses adhérences qui le fixaient solidement aux parois et aux organes de l'abdomen.

La malade perdit peu de sang. La chloroformisation fut prolongée jusqu'à la fin de l'opération, et l'ivresse qui s'ensuivit dura plusieurs heures. A son réveil, la malade était d'une faiblesse extrême; elle s'était considérablement refroidie. On la plaça dans un lit bien chaud, et on lui fit prendre immédiatement quelques cuillerées de vin de Malaga et du bouillon.

La réaction s'établit lentement. Je craignais qu'elle n'eût pas le temps de se faire, et que la malade ne succombât rapidement.

Il y eut dans l'après-midi plusieurs vomissements chloroformiques; la malade se trouva soulagée après chacun d'eux. Je pratiquai plusieurs fois le cathétérisme. La fièvre s'établit vers le soir et dura toute la nuit avec des alternatives d'apaisement et d'exacerbation; il y eut un peu de délire. Quand le jour arriva, elle fut tout étonnée de se trouver dans son atelier, pièce admirablement disposée pour une chambre de malade. Parmi ses tableaux appendus aux murs, elle m'en désigna plusieurs, me raconta où elle en avait pris le sujet, le temps qu'elle avait mis à l'achever; elle me parla d'ébauches commencées et qu'elle espérait bientôt terminer. J'entrai dans la voie de ses illusions et lui conseillai, pour l'instant, de ne pas trop se préoccuper d'objets qui la fatiguaient et ne faisaient que retarder le moment où elle pourrait y fixer son attention d'une façon définitive.

La journée se passa sans accidents remarquables. Le ventre, douloureux, fut couvert de cataplasmes laudanisés, renouvelés de trois heures en trois heures. Je n'osai employer l'opium à l'intérieur; la malade s'affaiblissait d'une manière notable, et tout faisait présager pour la nuit une terminaison funeste. Il n'en fut rien, la nuit fut extrêmement calme; le pouls était tombé à 80, mais il était petit, filiforme, quelquefois imperceptible.

Je continuai l'usage du bouillon et du vin. Le pouls remonta un peu vers le matin, mais à partir de dix heures, il se prit à devenir intermittent; les yeux vifs et brillants de la malade commencèrent à jeter moins d'éclat; la figure se grippa; elle respirait davantage la souffrance. Plus tard, la respiration devint un peu embarrassée, le pouls devint de plus en plus imperceptible, les inspirations plus ralenties et plus pénibles. Enfin, à sept heures du soir, la malade s'éteignit comme une lampe à qui l'huile manque; elle expira au moment où le dernier rayon de soleil couchant quittait son atelier d'artiste, dans le plus grand calme, la plus grande sérénité, ayant échappé aux tortures morales d'une fin qu'elle n'avait pas prévue.

CHAPITRE V

Soins consécutifs.

ÉVENTRATIONS.—RÉCIDIVES.—MODIFICATIONS PHYSIOLOGIQUES.

La plupart des ovariotomisées qui survivent à leur opération se rétablissent en général assez vite. Deux, trois mois au plus de convalescence et de repos permettent aux malades de reprendre leurs anciennes habitudes. Toutefois les chirurgiens font à leurs opérées une série de recommandations qui consistent, d'une manière générale, à s'abstenir de tout effort violent, station debout prolongée, marches, courses, etc. Le coït est proscrit pendant plusieurs mois ; enfin on conseille à ces femmes de porter sur le ventre un corset contentif de l'abdomen.

Que peut donc avoir à redouter une opérée guérie? La première chose, c'est l'éventration. Si grands soins qu'on prenne à faire la suture abdominale, à la fin de l'opération, il arrive que la cicatrice sur la ligne blanche est d'une faiblesse extrême; elle est quelquefois si mince, qu'on sent au travers d'elle les anses de l'intestin.

Sous l'influence d'efforts, ou par le seul effet du refoulement de l'intestin par le diaphragme, cette cicatrice se laisse distendre, et il se produit une véritable hernie de la ligne blanche.

Cette hernie peut n'avoir pas lieu dans toute la longueur de la cicatrice ; elle peut se former à une portion de la cicatrice, à l'angle inférieur, par exemple, au niveau du pédicule.

Le corset abdominal, dont nous avons parlé, a pour objet de prévenir ces éventrations, ou d'empêcher qu'elles ne prennent de trop fortes proportions quand elles ont commencé à se faire.

En général, l'amincissement, l'affaiblissement de la paroi abdominale au niveau de la ligne blanche ne conduisent pas à une éventration brusque ; celle-ci n'a lieu que lentement, et non sans produire longtemps à l'avance des douleurs sourdes qui tourmentent beaucoup les malades. Il faut alors supprimer les causes qui paraissent avoir déterminé cet accident, tenir la malade étendue horizontalement, et ne lui permettre jamais de se lever sans un appareil contentif.

Une des grandes préoccupations des malades après leur guérison, c'est de savoir si elles peuvent être sujettes à une récidive. Si l'opérateur a enlevé les deux ovaires, il peut rassurer son opérée et lui affirmer sa guérison définitive. Son affirmation, au contraire, doit être moins absolue, s'il a cru devoir respecter le second ovaire indemne au moment de l'opération. Il existe, en effet, des exemples de récidive de kyste prenant son point de départ dans l'ovaire conservé. Spencer Wells en a publié un exemple en Angleterre. M. Boinet, en France, après avoir opéré une première fois une malade et après avoir constaté une reproduction de kyste, a eu le bonheur de sauver une seconde fois son opérée. Nous donnons cette observation, publiée dans la *Gazette hebdo-*

madaire du 25 février 1870 avec tous les détails qui s'y rapportent; nous avons assisté M. Boinet dans cette opération, et nous avons suivi la malade jusqu'à complète guérison.

OBSERVATION IX.

Ovariotomie pratiquée avec succès pour la seconde fois sur une femme de 48 ans. Guérison rapide (l'ovaire gauche, enlevé le premier, pesait de 17 à 18 kilogrammes; l'ovaire droit, enlevé 18 mois après, pesait 9 kilogrammes), par le docteur Boinet.

Les cas où le chirurgien est appelé à pratiquer deux fois la gastrotomie sur une même femme sont assez rares pour que je m'empresse de faire connaître l'histoire d'une malade, qui a subi avec succès deux ovariotomies dans l'espace de dix mois. Depuis dix ans que j'ai eu l'occasion de pratiquer cette opération un grand nombre de fois déjà, c'est la première malade que je rencontre chez laquelle j'ai été obligé de revenir une seconde fois à l'ovariotomie; c'est aussi la première fois, en France au moins, je le crois, qu'une femme ait été opérée deux fois. En Angleterre, on compte un cas où cette double opération aurait été pratiquée; il appartient à Spencer Wells. Voici l'histoire de notre malade, dont la première opération a été publiée avec de longs détails dans la *Gazette des hôpitaux*, année 1868, page 559, n° 141; nous la rappelons brièvement :

Une demoiselle Gatfin, âgée de 47 ans, lingère à Issoudun, me fut adressée, dans le courant de 1868, par les docteurs Gachet et Jugand; elle portait un énorme kyste de l'ovaire, compliqué de plusieurs autres maladies très-graves.

Cette demoiselle n'était plus réglée depuis une année; son état général était si mauvais, le kyste si volumineux, et elle me paraissait dans des conditions si peu favorables pour pratiquer l'ovariotomie, que ma première impression, après l'avoir examinée, fut de l'engager à retourner dans son pays et de se soumettre à des ponctions palliatives. Déjà elle était venue à Paris, en 1865, pour la même maladie et avait été soignée dans le service de M. Woillemier à l'hospice Saint-Louis, où, après l'avoir ponctionnée, on l'avait renvoyée chez elle en lui conseillant de ne pas se soumettre à d'autres opérations. La ponction avait donné issue à 7 litres de liquide. Revenue chez elle, après avoir passé quelque temps à l'hospice du Vésinet, son ventre ne tarda pas à se développer de nouveau et devint si considérable qu'elle ne pouvait plus se tenir debout, il tombait jusque sur les genoux; sa santé s'altérait de plus en plus et elle était arrivée à un degré très-grand de maigreur et d'émaciation. C'est dans cet état qu'elle revint à Paris au mois d'octobre 1868, décidée à subir l'ovariotomie. Cette malheureuse, outre son kyste, avait une ascite considérable, une hernie ombilicale énorme, une chute complète de l'utérus, les extrémités inférieures infiltrées, la fièvre, et était d'une faiblesse des plus grandes; elle ne pouvait plus manger...

Elle faisait pitié. Elle me supplia avec tant d'insistance de l'opérer que je finis par céder à ses prières, et, le 11 octobre 1868, l'ovariotomie fut pratiquée à Paris, rue Oudinot, n° 4, où je l'avais placée. Étaient présents MM. Brochin, Firmin, Mayet, Robert, Bailly et plusieurs internes des hôpitaux. Je ne décrirai point l'opération, dont on trouvera tous les détails, comme je viens de le dire, à la page 559 de la *Gazette des hôpitaux* (année 1868), seulement je rappellerai que le kyste enlevé, contenant et contenu, pesait de 17 à 18 kilogrammes, et que la guérison de toutes les maladies dont elle était atteinte, kyste de l'ovaire, ascite, hernie ombilicale, chute de l'utérus, était complète un mois après l'opération.

J'eus l'honneur de présenter cette malade guérie à mes collègues de la Société de chirurgie dans la séance du 11 novembre 1868, et, avant son départ pour Issoudun, elle avait pris de la force, de l'embonpoint et jouissait d'une santé excellente, elle se croyait radicalement guérie et tout le monde le croyait aussi, et, pour mon propre compte, j'étais loin de penser que l'ovaire droit, qui m'avait paru sain au moment de l'opération, m'obligerait à faire une nouvelle ovariotomie dix mois plus tard, ce qui a eu lieu avec succès heureusement.

Rentrée dans son pays, mademoiselle Gatfin, qui n'a pour vivre que sa profession de lingère, se remit promptement à l'ouvrage et continua son travail pendant quatre ou cinq mois sans ressentir aucun symptôme qui pût lui faire craindre une maladie pareille à celle qu'elle venait d'éprouver ; toutes ses fonctions se faisaient bien ; l'utérus était resté en place, la hernie ombilicale n'avait pas reparu, et elle pouvait se livrer à toutes ses occupations, n'éprouvant que la fatigue qu'elle attribuait à ce qu'elle travaillait beaucoup et à la position assise qu'elle était obligée de garder toute la journée : d'ailleurs la santé était bonne. Cependant, au bout de cinq mois, elle crut s'apercevoir que son ventre devenait plus gros, qu'elle avait plus de peine à rester debout, à marcher, que les besoins d'uriner étaient plus fréquents et que la matrice s'abaissait ; il lui semblait que la paroi antérieure du ventre, là où avait été pratiquée l'incision qui avait eu une étendue de 27 centimètres, était trop faible pour maintenir les intestins et qu'elle subissait une espèce d'écartement et d'allongement...

Elle m'avait écrit tous ces détails, et je pensai qu'il pouvait bien y avoir un commencement d'éventration ; que les parois abdominales, qui étaient très-minces et qui avaient subi une grande distension par suite d'une ascite considérable et d'un kyste si volumineux, pouvaient bien être trop faibles pour soutenir convenablement le paquet intestinal, qui, suivant l'expression de la malade, semblait ballotter dans le ventre...

Je lui conseillai une ceinture abdominale, en forme de caleçon de bain, de manière à comprimer légèrement son ventre et à le soutenir... Ce moyen lui procura un soulagement marqué, mais il n'empêcha pas le ventre de prendre encore du développement. Elle consulta MM. Gachet et Jugand (d'Issoudun), qui reconnurent qu'une nouvelle tumeur s'était développée dans la cavité abdominale et que probablement il existait un nouveau kyste ovarique...

Sur le conseil de ces honorés et savants confrères, elle revint à Paris se soumettre à mon examen, et je reconnus, en effet, qu'il existait un kyste de l'ovaire, dont le développement rapide, en raison de son volume, avait quelque chose de remarquable, ainsi qu'on va en juger par les mesures qui furent prises.

La taille, mesurée avec soin, a 102 centimètres de circonférence en passant sur le point culminant de la tumeur; du pubis à l'appendice xiphoïde il y a 57 centimètres, et autant d'une épine iliaque antérieure à l'autre, en passant au-devant de la tumeur, au niveau de l'ombilic.

La tumeur se projette vers le pubis, qu'elle recouvre et dérobe à la vue. Cette tumeur, qui est très-mobile, dure à sa partie supérieure, fluctuante à sa partie inférieure, a une forme toute particulière, celle d'une poire allongée dont la grosse extrémité serait en haut, du côté du diaphragme, et la plus petits extrémité en bas, du côté du pubis. Cette tumeur est très-facile à déplacer et semble plonger par son extrémité inférieure dans le petit bassin, mais cette extrémité inférieure est tellement fluctuante qu'on croirait à un liquide ascitique dans la partie inférieure du ventre, s'il n'existait pas une sonorité très-remarquable dans les deux fosses iliaques, sonorité qui persiste toujours lorsque la malade reste debout et quelle que soit la position qu'on puisse lui faire prendre. C'est donc à n'en pas douter une poche kystique qui renferme un liquide peu épais.

Il n'existe point d'éventration, ni sur la ligne médiane, ni sur le trajet de l'incision, qui avait 27 centimètres d'étendue, ni ailleurs. En dehors de la ligne blanche, la peau présente sa coloration ordinaire, offre quelques grosses veines bleuâtres; mais au niveau de la cicatrice, dans toute son étendue, la peau offre une teinte foncée, cuivrée, de la largeur de 3 ou 4 centimètres. Cette teinte particulière n'est pas régulièrement verticale et offre çà et là quelques points d'un blanc mat, comme les anciennes cicatrices en présentent quelquefois; mais ce trajet cicatriciel, qui s'étend depuis le pubis jusqu'à quatre ou cinq travers de doigt au-dessus de l'ombilic, en passant à gauche, est solide, résistant et n'est le siége ni d'éraillement, ni d'écartement. L'état général est assez bon et toutes les fonctions s'exécutent passablement, seulement, depuis plusieurs mois, la malade a perdu l'appétit. Le diagnostic que je porte est qu'il existe un nouveau kyste de l'ovaire, multiloculaire, composé de parties dures dans sa partie supérieure et d'une vaste poche renfermant un liquide séreux dans sa partie inférieure.

Je ne constate pas d'adhérences en avant, et la mobilité de la tumeur et la rapidité vraiment extraordinaire avec laquelle elle s'est développée me font espérer qu'il n'existe pas d'adhérences en arrière.

Pour toutes ces raisons, j'engage mademoiselle Gatfin à une nouvelle opération d'ovariotomie, ce qu'elle accepte avec une certaine crainte, car, moralement, elle est moins bien disposée que lors de la première, quoiqu'elle soit dans de meilleures conditions sous tous les rapports. Je la fais entrer dans la maison de santé de la rue Oudinot, n° 4, où déjà elle a subi sa première opération, et je pratique la seconde, le 24 août 1869, en présence de MM. Nélaton, Firmin, Millardet, Mayet, Bailly, le docteur R. Egea, J. Galendo, plusieurs chirurgiens étrangers et plusieurs internes des hôpitaux.

La malade avait été purgée la veille : pendant qu'elle est sous l'influence du chloroforme, je pratique, entre le pubis et l'ombilic, une incision de 15 à 16 centimètres, un peu en dehors et à gauche de la cicatrice de la première incision et j'arrive directement sur le kyste. Comme je l'ai dit, les parois abdominales sont excessivement minces ; le ventre étant ouvert, je cherche à introduire la main gauche dans la cavité abdominale, entre le kyste et les parois de l'abdomen, pour reconnaître si des adhérences existent ; j'en trouve une assez solide qui m'empêche de pénétrer plus profondément ; alors, avant de faire de nouvelles tentatives pour reconnaître de quelle nature est l'adhérence que j'ai rencontrée, je ponctionne le kyste avec un gros trocart ordinaire, à sa partie inférieure, dans le point où la fluctuation est très-manifeste. Cinq litres environ d'un liquide séreux, non filant, légèrement verdâtre, s'écoule avec promptitude; alors, ne pouvant introduire facilement la main, j'agrandis l'incision par en haut de 4 ou 5 centimètres, et je puis alors m'assurer qu'il n'existe qu'une seule adhérence assez large et que le kyste en est dépourvu dans tous les autres points jusqu'au pédicule. Le kyste est doucement attiré entre les lèvres de l'incision à l'aide de pinces à érignes qui déchirent les tissus avec une grande facilité;... mais le kyste est assez sorti de l'abdomen pour mettre sous les yeux une adhérence très-vasculaire et large de plusieurs centimètres qui l'unit à une anse intestinale. Cette adhérence est détruite lentement et avec précaution avec les doigts; mais il n'en résulte pas moins un écoulement de sang assez abondant qui nécessite trois ligatures placées sur la surface de l'intestin, d'où le sang s'écoule en nappe. Le sang étant complétement arrêté, j'introduis la main sous les tumeurs qui forment la masse du kyste et, en les soulevant doucement, je les porte en dehors de la cavité abdominale, où elles sont saisies par les deux mains d'un aide et maintenues au-dessus du ventre; une flanelle imbibée d'eau chaude et fendue en deux parties égales dans la moitié de sa longueur est placée au-dessous du kyste, sur l'ouverture abdominale et les intestins, et les deux bouts de la flanelle sont croisés autour du pédicule, de telle sorte que les intestins se trouvent à l'abri du contact de l'air et que tout ce qui pourrait s'écouler de l'intérieur du kyste tomberait sur la flanelle et ne pourrait pénétrer dans la cavité abdominale.

Dans cette position, on reconnaît que le pédicule du kyste est large, mais peu résistant et formé par une membrane large et assez épaisse, mais dont la déchirure serait facile. Ce pédicule prend sa racine sur l'angle droit du fond de l'utérus et sur le ligament large du même côté. Un clamp de Spencer Wells est appliqué sur le pédicule, qui est cautérisé avec un fer rouge, puis une forte ligature est placée sur le pédicule au-dessous du clamp; en faisant la toilette du péritoine, on remarque, sur la paroi abdominale du côté droit, plusieurs petits kystes très-brillants, à parois très-minces, à large base et gros comme des grains de raisin; on dirait des ampoules remplies de sérosité... En cherchant à lier l'un de ces petits kystes, la pince qui l'avait saisi l'écrase et il s'écoule un liquide clair comme de l'eau de roche; les autres sont écrasés et séchés avec une éponge. Il était intéressant de savoir quel était l'état du péritoine au niveau de l'ancienne incision, et si les bords coupés de cette membrane s'étaient réunis l'un à l'autre, ou bien s'il existait une séparation entre ces bords.

C'était d'ailleurs pour éclairer ce point que j'avais pris la précaution, en faisant la seconde opération, de pratiquer l'incision abdominale un peu plus à gauche de la ligne médiane et à 2 centimètres environ du trajet de la cicatrice de la première incision. La paroi abdominale droite étant soulevée et renversée en dehors, il est impossible de reconnaître si le péritoine a été divisé, tant la soudure est complète là où l'incision a été pratiquée, et il est impossible de constater la moindre trace d'une lésion quelconque; pour la coloration, pour la texture, pour l'aspect, les points sur lesquels a porté l'incision ressemblent au reste du péritoine, et cette membrane ne paraît pas plus faible, plus mince dans ce point que dans les autres. La réunion du péritoine a donc été complète, et il est impossible de reconnaître la moindre trace de l'incision qu'il a subie, dans dans une étendue de 27 centimètres : il en est de même des piqûres faites au péritoine par le passage des aiguilles et des fils métalliques; ces derniers avaient été retirés du cinquième et du huitième jour... et ne laissaient aucune trace sur le péritoine, qui était aussi sain dans tous ces points que dans le reste de son étendue; quant à l'ancien pédicule du premier kyste enlevé il y a dix mois, on n'en trouve aucune trace.

La toilette du péritoine étant achevée, le ventre est complétement fermé par sept fils d'argent, qui traversent le péritoine comme la première fois, et par une suture entortillée, superficielle, les épingles ne comprenant plus que les parois abdominales, sans toucher au péritoine. Une couche de collodion est ensuite appliquée sur tout le trajet de la suture, dans une largeur de 4 ou 5 centimètres, afin de préserver la plaie de la suture du contact de l'air et d'oblitérer complétement l'ouverture abdominale; les trois ligatures de soie, appliquées pour arrêter l'hémorrhagie fournie par la déchirure de l'adhérence, sortent entre la suture et sont fixées sur la paroi abdominale avec un peu de collodion.

La malade étant promptement nettoyée, essuyée et changée de linge, de flanelle, est placée dans un autre lit bien chaud et préparé à l'avance; elle prend quelques cuillerées de malaga et de la tisane de mauve et de violette. Le pouls qui, avant l'opération, était à 84, est descendu à 72 et reste à ce degré pendant toute la nuit, pendant laquelle la malade, qui se trouve très-bien, a quelques heures de sommeil; elle a pris, dans la journée et la nuit, quelques cuillerées de bouillon froid et de l'eau rougie, c'est la boisson qu'elle préfère à toutes les autres; toutes les deux heures on lui a donné une cuillerée à bouche d'un potion calmante.

Le mercredi 25 août, à la visite du matin, la malade va bien, le pouls est à 80; le ventre palpé avec soin, n'est nullement douloureux; elle a uriné deux fois seule, la première fois, six heures après l'opération; elle ressent, dit-elle, des vents dans l'estomac et ne prend pas le bouillon ni le vin de Malaga avec plaisir, et demande qu'on ne lui donne que de l'eau rougie.

Le jeudi, le pouls est à 112; la malade n'a pas dormi, elle a été inquiète, agitée pendant la nuit malgré sa potion calmante; elle est abattue, triste, courbaturée, tout lui répugne; elle est altérée et se passerait volontiers de prendre, soit des boissons, soit du bouillon; le ventre, examiné avec soin, n'est ni gonflé, ni douloureux à la pression; cependant elle dit ressentir de la douleur dans la fosse iliaque droite, comme une espèce de tiraillement; elle a des dégoûts, comme des envies de vomir; cette douleur de la région iliaque persiste toute la journée et m'engage à mettre sur ce point et même sur tout le ventre de large cataplasmes laudanisés, qu'on renouvellera toutes les quatre heures.

Le vendredi, à la visite du matin, le pouls est tombé à 88 pulsations, la peau n'est pas chaude, il n'y a point de fièvre; la malade a eu plusieurs vomissements chloroformiques, composés seulement de l'eau rougie et de la potion qu'elle a prises ; la langue est rouge, très-sèche ; la fosse iliaque droite est toujours douloureuse au dire de la malade, et ce côté du ventre, non douloureux à la pression, me paraît un peu plus soulevé que celui du côté opposé... La malade est très-abattue et refuse toute alimentation ; elle ne veut que des boissons froides pour rafraîchir sa bouche qui est chaude et sèche ; elle a eu de la transpiration sans frissons pendant la nuit.

Tous ces symptômes me firent craindre un commencement de péritonite; cependant l'état du pouls, l'absence de toute douleur à une pression assez forte et surtout d'un commencement de ballonnement du ventre, me rassuraient un peu. Les cataplasmes furent continués et, matin et soir, une pilule de 15 centigrammes de sulfate de quinine fut administrée. Glace et boissons froides par gorgées pour tromper la soif.

Le samedi 28 août, les boissons ont été bien supportées, il n'y a plus eu de vomissements ; mais la langue est toujours rouge et sèche, râpeuse et fendillée comme dans la fièvre typhoïde ; la malade a moins transpiré et n'a pas éprouvé la moindre sensation de froid. Elle a toujours une grande répugnance pour les aliments, pourtant elle prend de temps en temps quelques cuillerées de bouillon à la glace, qui sont bien supportés par l'estomac. L'état du ventre est toujours le même, il n'est pas ballonné ; mais la douleur ressentie par la malade dans la fosse iliaque droite persiste toujours... ; on continue le sulfate de quinine, les cataplasmes laudanisés, les boissons froides, et 30 grammes d'huile de ricin seront administrés dans la journée; le pouls ne varie pas, il oscille de 80 à 90 ; mais l'état général n'est pas rassurant, et la malade éprouve un abattement profond, une adynamie alarmante.

Le 29, la purgation a produit plusieurs garde-robes abondantes ; la bouche paraît moins sèche, mais la langue est rouge écarlate ainsi que les genoux ; on continue les mêmes moyens, moins la purgation, et une cuillerée de vin de quinquina de

Séguin est administrée matin et soir; on insiste sur l'usage du bouillon, un lavement sera administré dans la journée. Le pouls est le même que la veille.

Le 30, à la visite du matin, toutes les parois de la bouche, les gencives, la langue, sont couvertes de plaques de muguet, qui s'étendent jusque dans le pharynx; la malade avale avec beaucoup de difficulté; rien du côté du ventre, dont la douleur de la fosse iliaque a considérablement diminué depuis la purgation; le ventre est toujours souple, non ballonné, ni douloureux à la pression; tout l'intérieur de la bouche est badigeonné à plusieurs reprises dans la journée avec du miel rosat, et la malade se gargarise avec du vin aromatique; on continue les cataplasmes, le vin de quinquina, le sulfate de quinine et les boissons froides, du bouillon en aussi grande quantité que la malade pourra en prendre. Le pouls est toujours petit, déprimé, il y a 72 pulsations.

Le 31, le pouls n'a pas changé, il est toujours petit et déprimé; l'abattement général est aussi grand, mais la langue est mieux; elle commence à se dépouiller, et les plaques diphthériques ont sensiblement diminué sous l'influence du gargarisme. Le ventre ne présente rien à noter, il est souple, non douloureux; le clamp, devenu mobile, est enlevé ainsi que toutes les épingles de la suture entortillée; deux des ligatures du ventre cèdent à une légère traction; une nouvelle couche de collodion est appliquée sur tout le trajet de l'incision et sur les trous des épingles retirées, le pédicule est pansé avec un plumasseau d'onguent styrax, après avoir été baigné et lavé avec du vin aromatique. La malade a deux garde-robes naturelles, la miction est normale, seulement les urines sont rouges et peu abondantes; on cesse le sulfate de quinine, mais on continue le vin de quinquina, le bouillon, et la malade prend dans la journée deux petits potages, mais sans appétit et pour se soumettre à l'ordonnance; elle se gargarise avec une solution de chlorate de potasse, 4 grammes sur 100 d'eau.

Le 1er septembre, même état général, même traitement et même alimentation; la bouche va mieux, la langue est d'un rouge feu, mais débarrassée de tout dépôt diphthéritique ; une garde-robe naturelle, lavement émollient.

Le 2 septembre, même état, continuation des mêmes moyens; il y a du sommeil la nuit. Les fils métalliques de la suture profonde sont tous enlevés, ainsi que le dernier fil des ligatures.

A partir de cette époque, le mieux se prononce, l'état adynamique de la malade diminue peu à peu, elle prend trois potages par jour, mange un peu de viande, boit du vin, mais ses forces reviennent lentement; les garde-robes sont quotidiennes et de bonne nature; le ventre n'est le siége d'aucune douleur, la cicatrisation de l'incision abdominale est complète, et le moignon, pansé avec de l'onguent styrax et lavé avec du vin aromatique, se cicatrise avec une grande rapidité. Le pouls est toujours faible et il varie de 64 à 68 pulsations, mais la malade conserve toujours un peu de tristesse et de langueur.

Le 12 septembre, elle prend des aliments avec plus de plaisir, mais elle n'a pas faim ; le sommeil est bon, les forces reviennent un peu, elle mange passablement, trois potages par jour, de la viande et boit du vin de Bordeaux; les garde-robes sont régulières et les urines moins rouges et un peu plus abondantes...; la langue est encore rouge, mais dans un bien meilleur état, et la malade ne souffre plus lorsqu'elle mange ou qu'elle avale ; elle se lève tous les jours pendant une heure ou deux; tout annonce une terminaison heureuse, la figure est meilleure, plus animée, et malgré cela la malade conserve toujours un fond de tristesse, un air inquiet dont j'ignore la cause, quoiqu'elle affirme n'avoir aucun motif.

Le moignon du pédicule est complétement cicatrisé, le ventre est souple, non douloureux à la pression ni autrement, et si ce n'était la grande faiblesse de la malade, elle pourrait retourner chez elle. La hernie ombilicale ne s'est pas reproduite depuis la première opération, et l'ouverture ombilicale est complétement oblitérée.

L'utérus est à sa place normale et n'est le siége d'aucune souffrance; du côté de la vessie, rien à noter ; les digestions se font bien et la malade garde tout ce qu'elle prend. La guérison de l'opération est complète; on continue le vin de quinquina un lavement chaque jour et une nourriture tonique et substantielle.

Les jours suivants, la malade va de mieux en mieux; elle se lève chaque jour, et est présentée à l'Académie de médecine, dans la séance du 28 septembre 1869, deux jours avant son dé part pour son pays.

La masse totale de la tumeur enlevée, y compris le liquide qu'elle contenait, était d'environ 9 kilogrammes, autant en parties solides qu'en liquide. Celui-ci était contenu dans une vaste poche à parois très-minces; au fond de cette poche, à son sommet, on trouve une tumeur rouge, ressemblant à un énorme cæcum allongé et qu'on croirait être, à la vue, une poche uniloculaire, mais qui est formé d'une infinité de petites loges à poches très-minces et remplies d'un liquide très-clair; celui de la grande poche était ascitique et verdâtre, le reste du kyste est formé par trois tumeurs superposées les unes au-dessus des autres, réunies entre elles et ne formant qu'une seule masse non fluctuante et à tissu aréolaire. Si l'on incise cette masse, qui est très-irrégulière, on remarque un nombre infini de petites loges ou cavités, depuis la grosseur d'un grain de millet jusqu'à celle d'une noix, et renfermant des matières filantes, plus ou moins liquides, de couleur et de consistances différentes.

Cette question de récidive amène le chirurgien à se demander s'il ne doit pas, dans tous les cas, extirper les deux ovaires. M. Dolbeau (Société de chirurgie, 9 mars 1870), répond par l'affirmative toutes les fois qu'il s'agit d'une vieille femme.

Chez les jeunes femmes, il y a des considérations qui indiquent et contre-indiquent à la fois cette double opération. Une femme peut ne pas vouloir renoncer à être mère, et on a vu des ovariotomisées le devenir dans la suite plusieurs fois. Dans ce cas, le devoir du chirurgien est de ne pas agir sans avoir prévenu la malade ou la famille. Si le développement du premier kyste s'est fait avec rapidité, si le second ovaire paraît le moins du monde douteux, le devoir du chirurgien est de ne pas abandonner intact le germe d'une production kystique future.

L'observation qui suit et les considérations qui l'accompagnent trouvaient une place naturelle dans les soins consécutifs ; c'est par là que nous terminerons notre travail, incomplet et défectueux à plusieurs points de vue, mais que des circonstances indépendantes de notre volonté nous ont obligé de laisser ébauché.

MODIFICATIONS PHYSIOLOGIQUES.

OBSERVATION X.

Ovariotomie pratiquée le 10 septembre 1868 par M. Benjamin Anger, chirurgien des hôpitaux. — Guérison. — Trois ans après, modifications physiologiques.

(Observation inédite de M. Benjamin Anger, chirurgien des hôpitaux, rédigée par le docteur Barthélemy, ex-interne des hôpitaux.)

Madame S. P., de Paris, demeurant passage du Caire, fleuriste, âgée de 32 ans, d'une constitution assez faible, très-nerveuse, fut admise au commencement de septembre 1868 à l'hospice des Ménages (Issy) pour y subir l'ovariotomie.

Elle n'a jamais été bien réglée. L'époque cataméniale s'accompagnait de pesanteur et de douleurs dans le bas-ventre ; l'écoulement sanguin manquait souvent et était toujours peu abondant; quelques taches seulement d'après la malade. Elle n'a point eu de grossesse.

A l'âge de 18 ans, elle vit son ventre augmenter progressivement; il y avait en même temps des douleurs dans l'abdomen, des nausées et des vomissements. Elle se crut enceinte. Un médecin lui dit que c'était une ascite.

Au bout de cinq à six mois, le gonflement s'arrêta, puis diminua, les douleurs disparurent. A 21 ans (c'est-à-dire en 1857), la malade sentit une boule de la grosseur d'un œuf, mobile dans le flanc gauche. Cette tumeur augmenta lentement pendant les années suivantes ; de temps en temps elle était le siége de douleurs. Enfin, dans ces dernières années (1867-68), l'accroissement prit une marche plus rapide ; les accès de souffrances devinrent plus pénibles et plus fréquents. En même temps les troubles digestifs s'accentuaient, les vomissements devenaient quotidiens, l'amaigrissement et le nervosisme faisaient des progrès. La malade, sujette habituellement à des agacements et des spasmes, eut de véritables attaques d'hystérie. Constipation opiniâtre. Miction un peu plus fréquente, urines normales. Engourdissement et douleurs vagues dans la jambe droite. Rien du côté des organes thoraciques que les troubles résultant des conditions mécaniques. Malgré une altération profonde de la nutrition, le moral se soutint jusqu'à la fin ; l'œil animé, le visage respirant l'énergie ou l'insouciance ne ressemblaient en rien à ce qu'on a décrit sous le nom de facies utérin.

Quand nous vîmes la malade, le ventre était très-saillant, régulier, sans bosselure. La matité s'étendait surtout en largeur. La circonférence de l'abdomen au niveau de l'ombilic mesurait 108 centimètres. Les parois distendues étaient parcourues par des veines dilatées. La consistance de la tumeurc semblait uniforme, élastique plutôt que fluctuante. Le choc produit par le doigt se transmettait facilement suivant tous les diamètres. Point de souffle à l'auscultation, mais un murmure lointain. Col en amer, utérus en antéversion et peu mobile.

Les douleurs vives qui s'étaient produites à diverses reprises, surtout dans les régions inguinales et crurales, avec ou sans accompagnement de frissons et de vomissements, les tiraillements que la malade ressentait dans le bassin ou aux lombes, suivant qu'elle était couchée ou debout, les sensations pénibles et même douloureuses auxquelles donnaient lieu la défécation et le simple déplacement des gaz dans l'intestin, enfin le peu de mobilité de la tumeur et de l'utérus semblaient en rapport avec des péritonites partielles et des adhérences multiples. Enfin la marche prolongée et le développement par saccades faisaient penser à l'existence de produits de nature variée.

M. Anger attendit pour opérer que la malade fût habituée à son nouveau milieu; la santé générale et les forces se raffermirent un peu; le moral était excellent. L'ovariotomie eut lieu le 10 septembre.

Incision de 13 à 15 centimètres entre l'ombilic et le pubis; ponctions successives d'un kyste principal et de plusieurs autres poches moins volumineuses.

Liquide généralement visqueux, mais de densité et couleur variées : opalin, blanchâtre, jaunâtre, gris sale, sanguinolent et même noirâtre, suivant les poches. — Masse résistante occupant le petit bassin, formée de parties fibreuses et de loges nombreuses, très-variables pour les dimensions et le contenu. On réduisit autant que possible le volume de cette masse à l'aide de ponctions réitérées. — Adhérences très-nombreuses à tous les organes voisins : épiploon, intestin grêle, cœcum et appendice, S iliaque et rectum, péritoine des fosses iliaques, des régions inguinales et hypogastrique, vessie et utérus.

Ces adhérences, en général peu vasculaires, nécessitèrent néanmoins 6 ou 8 ligatures qui furent abandonnées dans l'abdomen, et de nombreuses torsions. On détruisit ces adhérences soit avec le doigt, soit avec des ciseaux et même le bistouri. Au niveau de l'utérus la difficulté fut extrême; il fallut entamer le tissu musculaire de l'organe : les deux ovaires étaient malades. L'implantation se faisait par une large base. Il n'y avait pas de pédicule proprement dit. On fit une sorte de pédicule à l'aide des restes du ligament large droit et de la masse solide; on l'amena à l'angle inférieur de la plaie et on le serra avec l'écraseur. La cavité abdominale ayant été lavée et épongée, les anses intestinales et l'épiploon essuyés et remis en place, la réunion fut opérée par trois points de suture profonde (grosses aiguilles d'argent munies de fers de lance en acier) et plusieurs points de suture superficielle (fils d'argent).

La perte de sang fut peu notable. La tumeur pesait 10 kilogrammes, dont 2 pour la masse solide.

L'opération a duré une heure et un quart, la malade ayant été pendant tout le temps maintenue sous l'influence du chloroforme.

Après quelques heures d'affaissement et de refroidissement, une assez vive réaction se manifeste. A cinq heures du soir le pouls s'élève à 132, la température à 39°. — Respiration rapide; soif vive; envies d'uriner extrêmement fréquentes, miction naturelle, douleur et pesanteur dans l'abdomen.

Bouillon froid, champagne à la glace, 8 centigrammes d'extrait thébaïque dans la soirée.

On maintient continuellement sur la plaie des gâteaux de charpie imbibés d'alcool.

11 septembre. — La malade est plus calme. Les douleurs abdominales et la soif sont moins vives. La langue est propre. Cependant le pouls est encore à 132, la chaleur à 39°,2.

Il y a eu trois vomissements dans la matinée. Même traitement; de temps à autre on remplace le champagne par de l'eau glacée additionnée de sirop d'écorces d'oranges. 6 centigrammes d'extrait thébaïque dans la soirée.

Le 12. — Pouls, 112; température, 38°,4; respiration, 28. La malade se plaint toujours d'élancements dans l'abdomen, qui s'est un peu ballonné. Elle est prise de hoquet. Cependant la langue et le facies restent satisfaisants.

Traitement *ut supra;* potage au lait.

Le 13. — Le sommeil a été plus prolongé. L'amélioration continue pendant le jour. La malade suce une côtelette de mouton.

Traitement *ut supra.*

Le 14 — Pouls, 96; température, 37°,5; respiration, 22.

Une selle naturelle et copieuse.

Le 15. — Le pouls remonte à 116, la température à 38°6. La face jaunit, exprime l'abattement et la souffrance. Le ventre est tympanisé; coliques; douleurs à la pression dans la fosse iliaque gauche. Selle abondante. La plaie a bon aspect, sans pus ni odeur; on enlève les trois aiguilles à suture profonde.

Le 16. — État de malaise comme la veille. Dans la soirée, excitation, loquacité, divagation, plusieurs vomissements.

Le 17 et le 18. — Amélioration notable; l'appétit renaît; cependant le pouls et la température restent au-dessous de l'état normal. Les vomissements cessent. Selles diarrhéiques.

Le 19 et le 20. — Le ventre se tend de nouveau. Matité et douleur dans la fosse iliaque droite. Selles diarrhéiques et vomissements après chaque repas.

Du 21 au 30. — Alternatives de constipation et de diarrhée; il y a des vomissements presque tous les jours. Empâtement et douleur dans la fosse iliaque droite. Léger mouvement fébrile continu. Cependant on alimente la malade et on la lève tous les jours quelques instants.

A partir du 1er octobre on administre tous les matins à la malade un lavement miellé qui détermine une évacuation facile dans la matinée.

Sous cette influence, le travail digestif se régularise; les vomissements cessent, les douleurs abdominales, la tension, l'empâtement disparaissent. L'appétit et le sommeil reviennent. La malade reprend de la confiance et des forces.

Le 5 octobre la malade se trouve assez bien pour qu'on la descende au jardin. La convalescence dès lors marche rapidement. Enfin, quinze jours plus tard la malade quitte l'hospice d'Issy complétement rétablie.

Environ trois ans après, le docteur Anger, en me remettant avec la plus courtoise obligeance cette intéressante observation, m'apprend que son ancienne malade continue à bien aller, mais que de remarquables modifications physiologiques se sont opérées chez elle; il m'invite à la visiter, et voici le résultat de mon examen et les renseignements que je recueille auprès d'elle le 2 août 1871 :

Moins d'un mois après être sortie des mains de M. Anger, madame S. P. reprend son travail habituel de fleuriste. Elle se trouve si bien, qu'elle néglige de porter une ceinture hypogastrique qui lui a été recommandée ; un an plus tard, une légère éventration dont nous parlerons plus loin l'oblige à y recourir, et depuis elle ne l'a plus quittée. Six semaines après son opération, cette femme, chez qui les règles avaient presque toujours fait défaut, puisqu'elle n'avait vu qu'une dizaine de fois depuis sa puberté et que quelques gouttes seulement d'un sang peu coloré avaient paru à ces époques; cette femme, à qui l'on venait d'enlever les deux ovaires, s'étonne un beau matin de se trouver toute mouillée de sang, et cette fois d'un beau sang rouge et abondant. Elle appelle cela son retour de couche et envisage ce phénomène comme le signe d'un retour définitif à la santé. Le mois suivant, le phénomène se répète exactement de la même manière, puis disparaît pour toujours. Nous verrons comment il convient d'interpréter ce fait.

Au mois de janvier 1869, trois mois après avoir quitté l'hôpital, elle régularise, au point de vue de l'état civil, sa position de femme mariée et reprend avec son mari des rapports conjugaux qu'avait interrompus l'ordonnance du médecin. Ce fut, m'a-t-elle dit, pendant un mois une véritable lune de miel ; on jugera comment elle l'entendait.

Les mois se passent, et nous arrivons en juillet 1870. La malade a pris un embonpoint remarquable, gênant même. A cet inconvénient s'en joint un autre, qui n'a pas cessé jusqu'à présent. Elle ressent d'une façon irrégulière, à des intervalles dont elle n'a pas remarqué les rapports exacts, une douleur vague qui prend naissance dans le flanc gauche, s'irradie sur toute cette surface, semble remonter vers le cœur, devient plus vive, plus aiguë, oblige madame S. P. à prendre un repos immédiat, puis cesse assez subitement. Ces douleurs, auxquelles cette dame ne trouvait d'abord pas de causes, lui paraissent maintenant se développer sous l'influence d'efforts prolongés, marche un peu longue, ascension d'un escalier, nettoyage du parquet, station baissée, etc.

Cet état s'est compliqué depuis deux mois de nouveaux phénomènes : aux douleurs précédentes s'en joignent d'autres d'un caractère un peu différent, mais qui ne sont pas sans analogie avec les précédentes : ce sont des crampes dans les bras et les jambes, des engourdissements, des fourmillements dont elle s'aperçoit principalement au réveil.

Nous examinons cette dame au point de vue physique; mais pour mieux faire ressortir certains changements qui se sont opérés en elle, nous allons d'abord dire en quelques mots ce qu'elle était avant son opération : d'un blond châtain, d'une taille au-dessus de la moyenne comme femme, maigre, élancée, déliée selon son expression, mais cependant avec une charpente osseuse fortement développée, un bassin large, bien ouvert. Elle pesait alors 90 livres.

Aujourd'hui elle est méconnaissable; sa face, sans être bouffie, est pleine, les épaules singulièrement arrondies par une épaisse couche graisseuse; les seins ont participé à cet embonpoint, mais en bien moins forte proportion; autrefois ils étaient à peine développés quant à la glande mammaire. En ce moment la glande est à peine sensible, mais, en revanche, elle est recouverte de pelotons graisseux assez volumineux. L'auréole et le mamelon sont d'ailleurs normalement conformés.

Les hanches sont énormes, doublées d'un bourrelet de graisse qui tend à amoindrir le volume apparent de la région fessière. Les organes génitaux externes disparaissent entre les cuisses et le bas-ventre, ce qui rend le toucher difficile à pratiquer. Les bras, les cuisses et les jambes, bien proportionnés d'ailleurs, ont triplé de volume. On peut s'en rendre compte en rapprochant du chiffre de 90 livres, poids de la dame en 1868, celui de 165 livres, poids en 1870, et de celui de 250 auquel on peut sans crainte de se tromper porter celui de son poids actuel et qu'on n'a pu vérifier au moment de ma visite.

En somme, hypertrophie graisseuse généralisée et poids presque triplé de la personne, tels sont les changements les plus apparents survenus chez elle depuis l'opération.

Son ventre est gros, mais en harmonie avec le reste du

corps. (Il est bien entendu que je ne parle pas au point de vue de l'art de cette harmonie et de cette proportion que j'ai déjà cités.)

Il porte de l'ombilic au pubis une cicatrice de 12 centimètres environ de longueur sur 2 de largeur; on voit très-bien la trace des trois points de suture et du clamp. La cicatrice est forte et résistante, excepté à l'angle inférieur de la plaie. La malade ayant négligé de porter une ceinture hypogastrique, il s'est produit là une légère éventration, une véritable hernie de la ligne blanche; la tumeur, de la grosseur d'une noix, peu proéminente, est facilement réductible. La peau qui la recouvre est si mince qu'on paraît sentir une anse d'intestin sous le doigt.

L'exploration abdominale présente quelques difficultés par suite de l'épaisseur graisseuse de la paroi antérieure. Néanmoins on arrive parfaitement à reconnaître l'absence de reproduction de toute tumeur dans le bassin. Mais, dans le flanc gauche, on trouve la rate singulièrement tuméfiée, et l'on peut se demander si les douleurs névralgiques, dont il est questions plus haut et dont le point de départ est à cette hauteur, ne trouveraient pas là leur origine. Si leur intermittence étudiée avait quelque régularité, n'y aurait-il pas lieu de recourir à l'emploi du sulfate de quinine?

J'ai examiné la poitrine avec le plus grand soin; j'avais remarqué, en suivant chez elle madame S. P., qu'elle avait l'haleine courte; interrogée à cet égard, elle répond affirmativement. Elle est obligée de s'arrêter de temps en temps quand elle fait une course un peu longue, ou qu'elle monte un escalier. Je n'ai rien trouvé dans les poumons qui puisse expliquer cette dyspnée. A part un léger bruit de souffle anémique, le cœur est également indemne. Subirait-il un commencement de dégénérescence graisseuse qui tendait alors à se généraliser? Je l'ignore; en tous cas, il ne m'a point paru avoir subi d'hypertrophie.

Le toucher vaginal, assez difficile à pratiquer dans ce cas, permet cependant d'arriver sur un col mobile et dont les lèvres, l'antérieure surtout, sont quelque peu granuleuses. Cette circonstance, jointe aux commémoratifs qui permettent de retrouver chez madame S. P. l'existence d'une ancienne métrite, accompagnée de pertes, ne pourrait-elle pas suffisamment expliquer les deux hémorrhagies qui ont suivi l'opération? Cette dame avait d'ailleurs, au point de vue du coït, des habitudes telles que la présence de granulations, peut-être de légères cicatrices d'ulcérations anciennes, s'expliquerait d'elle-même et tendrait à faire penser que les hémorrhagies dont il est question avaient pour siége la surface externe du col et non la muqueuse interne.

Cette dame, à qui j'étais assez embarrasé pour poser des questions extrêmement délicates, m'a donné avec une grande complaisance des détails circonstanciés sur ses rapports conjugaux. De vingt à vingt-huit ans, et ceci de la façon la plus régulière, les deux époux, que leur travail tenait séparés jusqu'à minuit, se réunissaient à cette heure, et pendant *trois heures consécutives* se livraient aux joies de l'amour avec toute la fureur d'une robuste jeunesse. Au bout de huit ans de ces travaux herculéens, la femme était mise au régime de la viande rôtie et de l'huile de foie de morue, et ce premier mari entrait à l'hôpital, atteint d'une maladie de la moelle épinière.

Mme S. P., devenue madame D., instruite par l'expérience, revint à des habitudes plus calmes.

Mais c'est surtout depuis son opération qu'elle trouve en elle un changement complet et radical, et facilement supporté. Depuis l'éclair de bonheur qui vint illuminer les jours qui suivirent son mariage il y a deux ans, et qui fut peut-être la dernière lueur d'une ardeur qui s'éteint, les désirs sexuels, chez elle d'une vivacité inouïe, ont peu à peu disparu; aujourd'hui ils n'existent plus. Elle subit par devoir les conséquences du mariage, et la plupart du temps reste complétement étrangère aux plaisirs qu'autrefois elle partageait avec tant de bonheur.

Cette femme fut profondément hystérique pendant quinze ans. Passant sa vie dans des ateliers féminins, où elle jouissait d'une assez grande liberté, elle se laissait aller à tous les excès d'un tempérament extrêmement nerveux. Les rires, les pleurs se mêlaient facilement chez elle; les disputes n'étaient pas dédaignées, et souvent, dans cet éréthisme nerveux, elle tombait dans des attaques d'hystérie d'où elle ne sortait que médiocrement abattue. Elle est aujourd'hui d'un caractère gai, insouciant comme autrefois, et cet état nerveux a fait place au calme le plus plat. Aucune attaque d'hystérie n'est survenue depuis trois ans. Elle a maintenant trente-cinq ans, et l'on pourrait certainement invoquer une raison d'âge pour expliquer ces modifications nerveuses.

Nous consentirions volontiers à prendre l'âge pour cause de cette sédation des phénomènes nerveux; au besoin, il pourrait expliquer la polysarcie de madame D. Mais aura-t-on le droit d'invoquer cette cause pour rendre compte des modifications qu'elle éprouve dans la phonation?

Douée autrefois, et jusqu'avant l'opération, d'une voix aiguë, perçante et forte, elle a vu successivement celle-ci prendre un nouveau timbre; d'élèvé qu'il était, il est devenu plus grave, et cette gravité tend à s'accentuer davantage. La voix a diminué d'étendue en hauteur; bien plus, elle se voile par moment et disparaît tout à fait pour revenir ensuite. Cela arrive surtout lorsque madame D. veut chanter ou que déjà elle est au milieu d'un couplet. Notons encore deux points qui jusqu'ici n'ont pas encore été signalés à la suite de la castration. Depuis quelques mois madame D. s'aperçoit d'un affaiblissement notable dans *la vue et la mémoire*.

En résumé, polysarcie, sédation des phénomènes nerveux, modification dans les organes de la vue et de la voix, affaiblissement de la mémoire. Tels sont les changements opérés chez cette malade, et que nous n'hésitons pas à rapporter à la castration.

Nous voudrions avoir un plus grand nombre de faits à rapporter en faveur de cette opinion. Malheureusement le temps ne nous a pas permis de faire de longues recherches à cet égard.

Dans son *Traité pratique des maladies des organes sexuels de la femme*, Scanzoni, après avoir en quelques lignes parlé de l'atrophie d'un seul ovaire et des conséquences qui en résultent, s'exprime ainsi à propos de l'absence des deux ovaires :

« L'absence des deux ovaires a une influence partielle sur le développement du corps entier. Plusieurs des caractères particuliers de la femme disparaissent : le menton se couvre de barbe, la voix devient rauque et masculine, les mamelles ne se développent point, le bassin présente la forme caractéristique du sexe masculin, et l'on n'observe aucune trace de menstruation, quoique le désir sexuel ne soit point constamtamment aboli. »

Ce portrait est celui de certains hermaphrodites. Scanzoni ne parle pas, en effet, de l'absence des ovaires, suite d'une opération, mais bien de l'absence congénitale. Il ne rapporte d'ailleurs aucun fait observé et se contente d'un exposé dogmatique.

M. Boinet, dans son *Traité des maladies des ovaires*, rapporte que l'opération de la castration des femmes se pratiquait dans l'antiquité, mais il n'ose pas tirer d'inductions de ces faits, dans l'ignorance où il est des détails opératoires de cette époque.

Cette castration des temps anciens ne pourrait-elle pas en effet consister dans l'ablation de la matrice ou simplement dans la nymphotomie?

M. Boinet se rapproche davantage de notre sujet en citant un fait tiré des œuvres chirurgicales de Percival de Pott. Il s'agit d'une femme de 23 ans à laquelle on fut conduit à enlever les ovaires herniés dans la région crurale. Malheureusement les conclusions de ce fait ne cadrent pas en tout avec celui que nous avons rapporté :

« Cette femme a toujours joui d'une bonne santé, *mais elle est devenue maigre* et en apparence plus musculaire; son sein, qui était très-gros, s'est effacé, et depuis l'opération elle n'a point été réglée. »

Quoi qu'il en soit, si l'on met en regard les conséquences physiologiques de la castration chez l'homme et chez la femme, on voit qu'elles ont ceci de commun : les castrats sont des êtres physiquement dégradés qui perdent les attributs de leur sexe et descendent dans l'échelle des créatures humaines.

Encore un mot sur cette question :

Les deux ovaires étant extirpés, il semble, en tenant compte de la théorie physiologique actuelle de la menstruation, que les époques cataméniales doivent être à jamais supprimées.

En est-il toujours ainsi? Dans la précédente observation nous voyons la femme D. être atteinte après son opération, à deux reprises différentes, d'hémorrhagies simulant parfaitement les règles; nous avons donné une explication plausible de cette perte de sang. Cependant si notre étiologie était fausse, ne pourrait-on pas voir dans ce phénomène une véritable menstruation? La chose pourrait être vraisemblable, car nous trouvons dans les observations de M. Kœberlé un fait qu'il n'interprète pas et qu'il donne pour ce qu'il est :

« Malgré l'extirpation des deux ovaires, il s'est produit dès le sixième mois après l'opération une hémorrhagie utérine assez abondante, accompagnée de tous les symptômes généraux de l'époque menstruelle. Cette hémorrhagie s'est reproduite jusqu'ici. (Environ un an après l'opération.) »

De deux choses l'une : ou bien dans le cas cité un des deux ovaires a été conservé et la menstruation serait toute naturelle; ou bien les deux ovaires ont été enlevés (puisque le fait est affirmé par l'opérateur), et alors il faut apporter quelque modification à la théorie physiologique de la menstruation.

En deux mots, voici cette théorie :

Tous les vingt-sept jours, il se fait une maturation de l'ovule; ce phénomène détermine une action réflexe particulière qui se traduit par une contraction de tous les ligaments; puis à la suite de cette contraction, qui peut durer autant que la maturité de l'ovule, survient une congestion du bulbe, érection de l'ovaire, puis, le plexus veineux sous-ovarien étant une décharge du plexus utérin, s'il y a stase dans l'ovaire, cette stase se communique de proche en proche jusqu'à l'utérus; il y a stase sanguine du côté de l'utérus et érection de cet organe, puis, comme dernière conséquence, desquammation et rupture de la muqueuse utérine, puis finalement, hémorrhagie.

En définitive, l'hémorrhagie a pour point de départ l'action réflexe produite par la maturation de l'ovule. Mais l'action réflexe accompagne-t-elle seulement cette maturation? Est-ce un phénomène, ou bien en est-elle la conséquence directe? Si la dernière hypothèse est la seule vraie, nous nous trouvons singulièrement embarrassé par le cas de M. Kœberlé. Au contraire, si l'action réflexe mensuelle peut se produire en dehors de l'ovulation, l'hémorrhagie s'expliquera suffisamment par la rupture de la muqueuse de l'utérus sous l'influence d'une congestion du fond de cet organe, congestion qui peut très-bien avoir lieu indépendamment de celle des ovaires.

Cette supposition d'une hémorrhagie naissant en dehors de l'ovulation ne trouve-t-elle pas une confirmation dans les hémorrhagies pathologiques provoquées par une action réflexe dont le point de départ a pour siége le clitoris, le vagin (abus du coït), et surtout une tumeur du col ou du corps de l'utérus ?

Et alors connaissant les propriétés d'habitude que possède l'utérus (avortement, par exemple, se reproduisant plusieurs fois de suite au même mois, dans des grossesses successives, chez une femme qui a avorté une première fois), devient-il si répugnant d'admettre qu'un utérus dont la muqueuse utérine se rompt habituellement chaque mois, conserve cette habitude, les ovaires ayant disparus?

En résumé, les ovaires extirpés, il reste encore tout un appareil érectile, le fond de l'utérus, qui peut se congestionner par action réflexe et amener l'hémorrhagie. — C'est le point de départ de cette action réflexe dont nous ignorons le siége.

En lisant cette dernière partie, on pourrait s'étonner que nous n'ayons, au point de vue de modifications physiologiques, tiré aucun parti de la double observation (II et IX) de mademoiselle Galfin.

Avant toute opération, cette demoiselle n'était déjà plus réglée. Elle avait par la taille, la physionomie, la désinvolture un aspect peu féminin. Elle était fort maigre, et nous pensions qu'elle n'avait pas dû beaucoup changer physiquement. Nous étions dans l'erreur, car nous venons d'apprendre que, tout en jouissant d'une bonne santé, elle acquiert tous les jours un embonpoint auquel elle était loin de s'attendre et qui commence à dépasser de raisonnables limites.

TABLE DES MATIÈRES

LIBRAIRIE J.-B. BAILLIÈRE & FILS

BAUCHET (J. L.) — **Anatomie pathologique des kystes de l'ovaire, et de ses conséquences pour le diagnostic et le traitement de ces affections**, par J. L. BAUCHET, chirurgien des hôpitaux, agrégé de la Faculté de médecine. Paris, 1859, 1 vol. in-4. 5 fr.

BOURGEOIS (L. X.). — **De l'influence des maladies de la femme pendant la grossesse sur la constitution et la santé de l'enfant.** Paris, 1861, 1 vol. in-4. 3 fr. 50

CHAILLY. — **Traité pratique de l'art des accouchements**, par CHAILLY-HONORÉ, membre de l'Académie de médecine. *Cinquième édition.* Paris, 1867, 1 vol. in-8, avec 282 figures. 10 fr.

Ouvrage adopté par le Conseil de l'instruction publique pour les Facultés de médecine, les écoles préparatoires et les cours institués pour les sages-femmes.

CHURCHILL (Fletwood). — **Traité pratique des maladies des femmes**, hors l'état de grossesse, pendant la grossesse et après l'accouchement, par Fleetwood CHURCHILL, professeur d'accouchements, de maladies des femmes et des enfants à l'Université de Dublin. Traduit de l'anglais sur la cinquième édition, par MM. MM. Alexandre WIELAND et Jules DUBRISAY, et contenant l'Exposé des travaux français et étrangers les plus récents. Paris, 1866, 1 vol. grand in-8, XVI-227 pages avec 291 fig. 18 fr.

DEROUBAIX. — **Traité des fistules uro-génitales de la femme**, comprenant les fistules vésico-vaginales, vésicales cervico-vaginales, urétéro-vaginales et urétérales cervico-utérines, par L. DEROUBAIX, chirurgien des hôpitaux civils de Bruxelles, professeur à l'Université de Bruxelles. 1870, 1 vol. in-8 de XIX-823 p., avec fig. 12 fr.

HUGUIER. — **De l'hystérométrie** et du cathérisme utérin, de leurs applications au diagnostic et au traitement des maladies de l'utérus et de ses annexes et de leur emploi en obstétrique, par P. C. HUGUIER, chirurgien honoraire des hôpitaux de Paris, professeur agrégé à la Faculté de médecine, membre de l'Académie de médecine. Paris, 1865, in-8 de 400 pages, avec 4 pl. 6 fr.

HUGUIER. — **Mémoires sur les allongements hypertrophiques du col de l'utérus** dans les affections désignées sous les noms de *descente*, de *précipitation de cet organe*, et sur leur traitement par la résection ou l'amputation de la totalité du col suivant la variété de cette maladie. Paris, 1860, in-4, 231 pages, avec 13 planches lithographiées. 15 fr.

KOEBERLE. — **De l'Ovariotomie**, par E. KOEBERLÉ, professeur agrégé à la Faculté de médecine de Strasbourg. Paris, 1864. Deux parties, in-8, avec 6 planches lithographiées. 7 fr. 50

MENVILLE. — **Histoire philosophique et médicale de la femme** considérée dans toutes les époques principales de la vie, avec ses diverses fonctions, avec les changemants qui surviennent dans son physique et son moral, avec l'hygiène applicable à son sexe et toutes les maladies qui peuvent l'atteindre aux différents âges. *Seconde édition.* Paris, 1858, 3 vol. in-8 de 600 pages. 10 fr.

PENARD. — **Guide pratique de l'accoucheur et de la sage-femme**, par Lucien PENARD, professeur d'accouchements à l'École de médecine de Rochefort. *Deuxième édition.* Paris, 1865, in-18, XXIV-528 pag., avec 112 fig. 4 fr.

RACIBORSKI (A.). — **Traité de la menstruation**, ses rapports avec l'ovulation, la fécondation, l'hygiène de la puberté et de l'âge critique, son rôle dans les différentes maladies, ses troubles et leur traitement, par A. RACIBORSKI, ancien chef de clinique et lauréat de la Faculté de médecine de Paris. Paris, 1866, 1 vol in-8 de 632 pages, avec deux planches chromo-lithogr. 12 fr.

ROUBAUD. — **Traitè de l'impuissance et de la stérilité** chez l'homme et chez la femme, comprenant l'exposition des moyens recommandés pour y remédier, par le docteur Félix ROUBAUD. Paris, 1855, 2 vol. in-8 de 450 pages. 10 fr.

Paris. — Typ. PILLET fils aîné, 5, rue des Grands-Augustins.

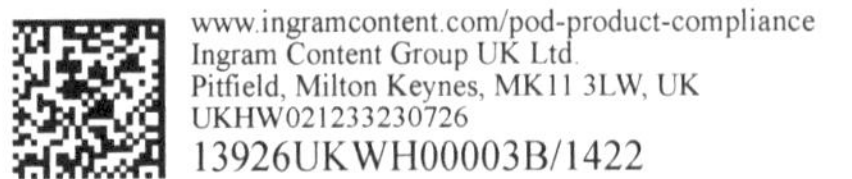
www.ingramcontent.com/pod-product-compliance
Ingram Content Group UK Ltd.
Pitfield, Milton Keynes, MK11 3LW, UK
UKHW021233230726
13926UKWH00003B/1422

9 782014 058314